INHALT

Ruth Egger

Auflage 2.0

Was erwartet dich in diesem Buch?

Eine träge Verdauung ohne Abführmittel, Medikamente und Darmsanierung wieder in Schwung zu bringen, ist das Ziel, das ich dir in diesem Buch gerne vermitteln möchte. Du erfährst, wie du dies mit einfachen Schritten gleich beim Lesen des Ratgebers umsetzen kannst.

Dieses Buch zeigt dir, warum du trotz gesunder Ernährung an Verstopfung leiden könntest und gibt dir einfache und natürliche Sofort Massnahmen an die Hand.

Nach dem Lesen dieses Buches bist du in der Lage, ein freies und gesundes Leben mit tiefgründigem Wissen zu haben und ein vermeintlich soziales Problem ganzheitlich zu verstehen und loszuwerden.

Du wirst deine Odyssee an Lösungssuchen endlich beenden können und das Wesentliche, einer sinnvollen und gesunden Ernährung, die deine Verstopfung auflösen kann, ad acta legen können.

Hinweis: In diesem Buch findest du keine Fachausdrücke - und Kalorienzählen ist hier kein Thema. Schliesslich ist Abnehmen ein anderes Thema.

Da ich selbst sämtliche Ernährungsformen ausprobierte, jede Menge Geld im fünfstelligen Bereich investierte und Verstopfungsratgeber durchlas und nirgends auf eine gute Lösung stiess, habe ich mein gesammeltes Wissen in diesem Buch für Leute mit gleichen Symptomen aufbereitet. (Ergebnisse aus 8 langen Jahren leiden an Verstopfung)

Im Kapitel Speiseplan für jeden Tag, siehst du, wie dein täglicher Speiseplan für deinen Darm aussehen sollte.

Oder komm in meine Facebook Gruppe. **Scanne den Barcode unten ein** und nimm an spannenden und positiven Konversationen mit Gleichgesinnten teil. Die Kommentarboxen quellen über mit interessanten Tipps zum Thema Verstopfung.

Ab Sommer 2021 sind Live-Veranstaltungen jeweils Freitags Abend geplant. Das Thema ist klar. Aber ich gehe hier noch tiefer ins Detail.

Die Gruppe heisst: Darm – Verstopfung mit gesunder Ernährung lösen

Link zum Eintippen in den Browser:

https://www.facebook.com/groups/1190059161160974/

Du fragst dich sicher, warum ich hier so offen schreibe? Derzeit unterstütze ich Menschen (meist Frauen) in persönlichen Gesprächen oder per Smart Phone und coache diese, wenn sie nicht wissen, wie sie mittels Ernährung und ohne

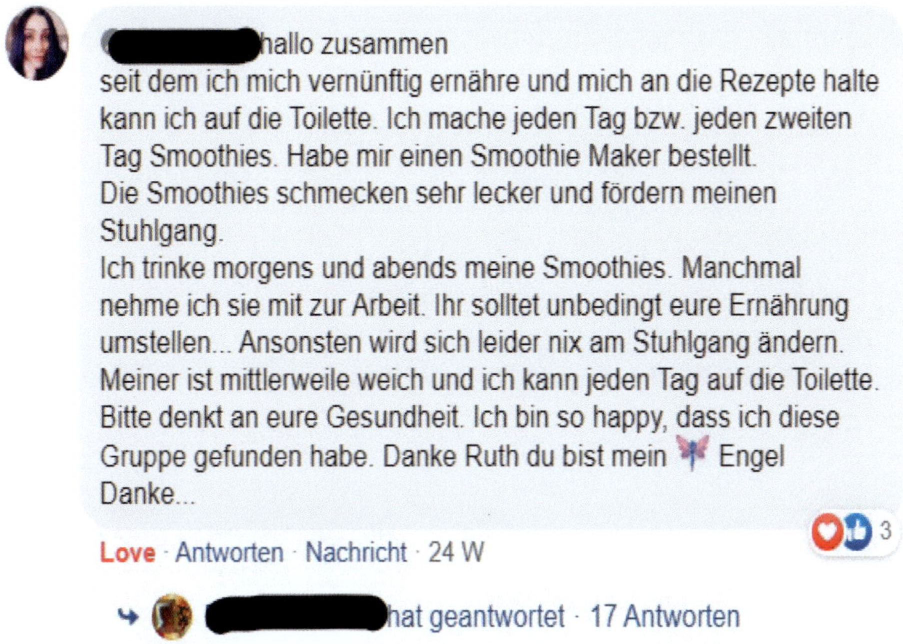
[redacted] hallo zusammen
seit dem ich mich vernünftig ernähre und mich an die Rezepte halte kann ich auf die Toilette. Ich mache jeden Tag bzw. jeden zweiten Tag Smoothies. Habe mir einen Smoothie Maker bestellt.
Die Smoothies schmecken sehr lecker und fördern meinen Stuhlgang.
Ich trinke morgens und abends meine Smoothies. Manchmal nehme ich sie mit zur Arbeit. Ihr solltet unbedingt eure Ernährung umstellen... Ansonsten wird sich leider nix am Stuhlgang ändern. Meiner ist mittlerweile weich und ich kann jeden Tag auf die Toilette. Bitte denkt an eure Gesundheit. Ich bin so happy, dass ich diese Gruppe gefunden habe. Danke Ruth du bist mein Engel
Danke...
3
Love · Antworten · Nachricht · 24 W
[redacted] hat geantwortet · 17 Antworten

Abführmittel oder Medikamente ihr Tabuthema lösen können. Hierzu habe ich eigens die Facebook-Gruppe gegründet, damit Hilfesuchende rasch und unkompliziert Hilfe bekommen können.

Doch wie kam es zu diesem Entschluss, anderen Menschen aus einem recht unangenehmen Tabu-Thema heraushelfen zu wollen?

Es war ziemlich genau vor 7 Jahren. Da hatte ich von null auf hundert (innert 2 Wochen) «die Ernährung» gefunden, die mir Abhilfe verschaffte. Abhilfe, da ich zu jenem Zeitpunkt keinen Stuhlgang mehr hatte. Mit Blähbauch lebte und nur mit Schmerzen vom Klo zurückkam. Unter grösstem Aufwand und überfülltem Darm konnte ich nur alle 5-7 Tagen auf Klo. Ab und an war ein Abführmittel unumgänglich, da eine komplette Entleerung nicht mehr möglich war.

Hinzu kamen noch zahlreiche Arztbesuche, die jedes Mal mit einer Empfehlung von Abführmitteln endete. (und ich dies kategorisch ablehnte)

Doch ich wollte dies nicht mit chronischer Medikamentenzufuhr lösen, und so begann eine Odyssee von Lösungssuche. Und was mich am Meisten deprimierte war: Es gab nur allgemeine Tipps und niemand wollte oder konnte mir wirklich helfen.

Doch bevor wir einsteigen, möchte ich dir noch etwas Wichtiges mitteilen:

Dieses Buch ist die Komplettfassung aller Erkenntnisse, Tests und 55 erfolgreich durchgekochten Rezepten. In dieser Fassung findest du Tabellen, Mengenangaben zu erfolgreich angewandtem Wissen und zu wichtigen Kohlehydraten, ihre Wirkung und warum wir sie zwingend essen müssen.

Und nicht zuletzt gehe ich auf Themen wie Kaffee, Tee und Alkohol ein. Auch um deinen nächsten Einkauf kümmern wir uns gemeinsam – nämlich welche Verpackung du kaufen darfst und welche besser weggelassen werden sollten.

Insgesamt erwarten dich 3 neue Faustregeln zur gesunden und raschen Verdauung.

- Faustregel Nr. 1: Was einkaufen? /
- Faustregel Nr. 2: Wie das Immunsystem **nicht mehr** unterdrückt wird
- Faustregel Nr. 3: Viel Essen – ohne Verstopfung

Weiter bin ich eine Partnerschaft mit einer Coaching-Firma für Führungskräfte eingegangen, die körperlich und psychisch am Limit sind. (da es nicht mein Thema ist, und dennoch gefragt)

Dies in engem Zusammenspiel aus Ernährung, Bewegung und einem erfolgreichen Aufbauprogramm.

Dies bedeutet, solltest du in deinem Umfeld jemanden kennen, der am Limit läuft und durch Ernährung und Bewegung nicht mehr fit wird, ist dieses persönliche Programm geeignet. Hierzu einfach eine WhatsApp an mich schreiben

Phone: +41 76 437 02 01 und im Text «Bitte um einen Anruf». Diese Person wird dann umgehend kostenlos kontaktiert.

Herzlich

Ruth

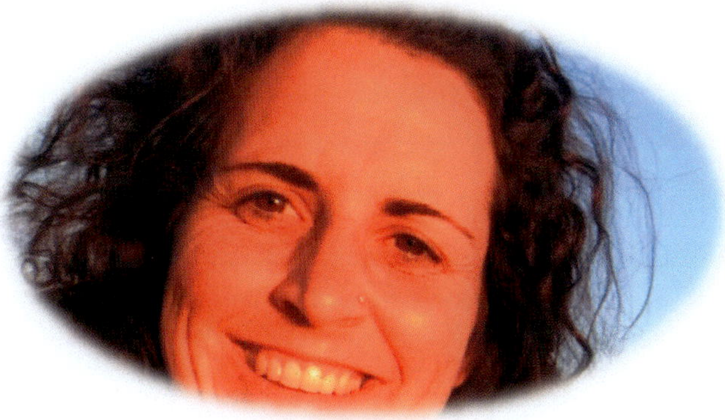

Verstopfung – was ist das?

Verstopfung ist **keine Krankheit**, sondern ein Symptom, das viele Ursachen haben kann.

Sprechen wir grundsätzlich von «Verstopfung», meinen wir damit die Darmverstopfung.

Von Obstipation (Verstopfung im Darm) sprechen Mediziner bei zu seltenem Stuhlgang oder zu hartem.

- Zu selten bedeutet, weniger als 2 Mal die Woche.
- Zu hart meint, dass es fast unmöglich ist, den Stuhl ohne Schmerzen zu entleeren.

Ausschlaggebend ist folglich nicht nur die Stuhlhäufigkeit, sondern auch die Konsistenz. Die Konsistenz hat meist Einfluss auf die Dauer eines Klogangs (wieviel Zeit du auf dem Klo verbringst und auf Entleerung wartest).

Zu harte Stühle schmerzen unseren Darm und lassen uns völlig geschafft vom Klo kommen. Dies, da wir viel zu viel Blut in den Kopf und in die Beine pressen müssen. Dies wiederum verengt den Darm, da wir meistens in einer Knickform auf dem Klo sitzen.

Viele Betroffene empfinden Verstopfung und das Gefühl einer unvollständigen Entleerung als große Belastung.

Hinweis: In diesem Buch werden keine medizinischen Hintergründe und chemischen Zusammenhänge erläutert.

Verstopfung – woher kann sie kommen?

Es gibt einige Dinge, über die wir selbst bestimmen können, wie wir sie haben möchten und wie nicht. Dabei können uns fundierte Informationen helfen, die uns dann als Entscheidungshilfe dienen.

Und darum möchte ich in diesem Buch ein paar Themen anschneiden, anhand dener wir sehen können, welchen Einfluss unsere Entscheidung hat, um einen besonderen (oder gesunden) Körper zu bekommen. Auch was wir wissentlich tun können, um Dinge oder Stoffe zu vermeiden, die unserem Körper schaden.

An einigen Dingen können wir nichts ändern, aber an anderen sehr wohl.

Du findest immer wieder Tipps, die du sofort anwenden kannst.

Aber Dinge wie die Versprühung von Kerosin, dem Düngemittel auf Gemüse und Obst, das Antibiotika im Fleisch oder der Einnahme von Medikamenten bei schweren Krankheiten können wir nur bedingt entgegenwirken.

Darum ist es wichtig zu verstehen, dass Verstopfung (Obstipation) nicht nur über die Ernährung geschehen kann, sondern auch auf Grund äusserer Einflüsse, und auch, in dem wir unseren Schleimhäuten zu wenig Beachtung-schenken.

Wenn du dich schon sehr lange fehlernährst, kann es sein, dass dein Darm kleine Risse aufzeigt (oder Löcher) und dadurch nicht mehr gut oder gar nicht mehr arbeiten kann.

Diese Risse oder kleine Löcher lassen darauf hindeuten, dass es dem Darm nicht so gut geht.

Aber das Gute daran ist: Der Darm ist eine Schleimhaut und diese lässt sich mit einfachen Mitteln wiederherstellen und/oder beruhigen.

Wie geht's deinem Darm?

Finde am besten gleich jetzt heraus, wie es deinem Darm geht!

Betrachte deine aktuellen Symptome ganz genau. Gehe im Geist die Symptome deines Körpers durch.

Welche Signale sendet er? Findest du dich auf folgender Liste wieder?

- ☐ Hast du einen aufgetriebenen Bauch
- ☐ Leidest du unter Blähungen nach dem Essen
- ☐ Hast du stärkere Blähungen als üblich oder würdest du sie eher als unverhältnismässig bezeichnen? (Jeder hat mal Blähungen, aber sie sollten dich nicht den ganzen Tag plagen)
- ☐ Leidest du an Verstopfung oder Durchfall?
- ☐ Oder machen dir beide Probleme abwechselnd zu schaffen?
- ☐ Wurde vom Arzt ein Reizdarmsyndrom diagnostiziert?
- ☐ Glaubst du, einen nervösen Magen zu haben?
- ☐ Leidest du mindestens 1 Mal die Woche unter Sodbrennen oder Verdauungsstörung?
- ☐ Ähnelt deine Kloschüssel eher einer Salatschüssel mit unverdauten Nahrungsresten im Stuhl?
- ☐ Sind deine Fettpolster prall und fest?
- ☐ Wölbst sich der Bauch nach vorne?
- ☐ Sitzen feste Speckrollen in der Taille?
- ☐ Hast du das Gefühl, als sei dein ganzer Körper in eine dicke, schwere Fettschicht gehüllt, die dort nicht hingehört?
- ☐ Leidest du unter Benommenheit und geistiger Erschöpfung?
- ☐ Hast du winzige, weisse Pünktchen an den Rückseiten der Arme?
- ☐ Hast du Pickel oder wirkt deine Haut faltig und alt?
- ☐ Musst du dich oft räuspern oder husten, um Schleim zu lockern?
- ☐ Sind deine Nebenhöhlen oder Lungen chronisch verstopft?
- ☐ Befindet sich ein dicker, weisser Belag auf der Zunge?

➔ Wenn du ungefähr die Hälfte dieser Fragen bejaht hast, musst du/darfst du dir Zeit für deinen Verdauungsapparat nehmen. Wenn du so gut wie überall ein Kreuz gemacht hast, brauchen deine Schleimhäute dringend deine Aufmerksamkeit. Beginne sofort mit dem Smoothie, dem Tee und der Suppe für die nächsten 5 Tage. (Rezepte Seiten 14 – 16)

Falls Vieles «gegen» deinen Darm spricht, musst du verstehen, was in deinem Körper vor sich geht.

Alles beginnt mit den Schleimhäuten.

Beim Essen wird die verzehrte Nahrung auf eine Reise durch das Innere des Körpers geschickt. Schon der erste Kontakt kann Entzündungen verursachen, wie dann erst, wenn die Nahrung in den hoch sensiblen Darm kommt.

Der Magen – Darm – Trakt ist ein langer Kanal, der sich durch den Körper schlängelt und von einer Schleimhaut ausgekleidet wird. Diese hat er mit dem Atmungsapparat gemeinsam. So auch die Lunge.

Wenn mit der Darmschleimhaut etwas nicht in Ordnung ist, kann dies schlimme Folgen für den Körper haben.

Mit dem Wissen, dass alles mit den Schleimhäuten beginnt, lässt sich auch besser eine Verstopfung erklären. Wenn der Darm nicht arbeiten kann, dann helfen uns Müsli, Früchte, gesunde Ernährung oder gar viel Sport und Gemüse – gar nichts.

Mit den folgenden Massnahmen wirst du einen trägen Darm zur Entleerung anregen. Ausserdem wirst du den Körper mit all dem versorgen, was er braucht, um die Nahrung richtig zu verdauen, die Schleimhäute zu nähren und den Darm wieder mit nützlichen Bakterien zu besiedeln.

Darum rate ich dir, in den folgenden 5 Tagen den Darm-Smoothie, den Darm-Tee und die Darm-Suppe zu dir zu nehmen. Sie beinhalten Stoffe, die den Stoffwechsel ankurbeln und die Ausschüttung von Verdauungsenzymen fördern.

Von der Suppe kannst du so viel essen wie du möchtest. Der Darm wird es dir danken.

Für das Mittag- und Abendessen kannst du eines der Rezepte im hinteren Teil des Buches kochen.

Darm Tee

Für ca. 15 Tassen

10 TL Zimtpulver

1 St. Ingwer (ca. 12.5cm) geschält und in Stücke geschnitten

10 Beutel Pfefferminztee

20 g Süssholzwurzeltee (Reformhaus oder bestellen)

6 EL Leinsamen

4,5 l Wasser

- ➔ Alle Zutaten in einen grossen Topf geben. Den Inhalt einmal aufkochen lassen, den Topf vom Herd nehmen und die Mischung 10 bis 15 Minuten ziehen lassen.
- ➔ Den Tee durch ein Sieb in Glasflaschen giessen und kühlstellen. (im Kühlschrank bleibt der Tee 5 Tage frisch.

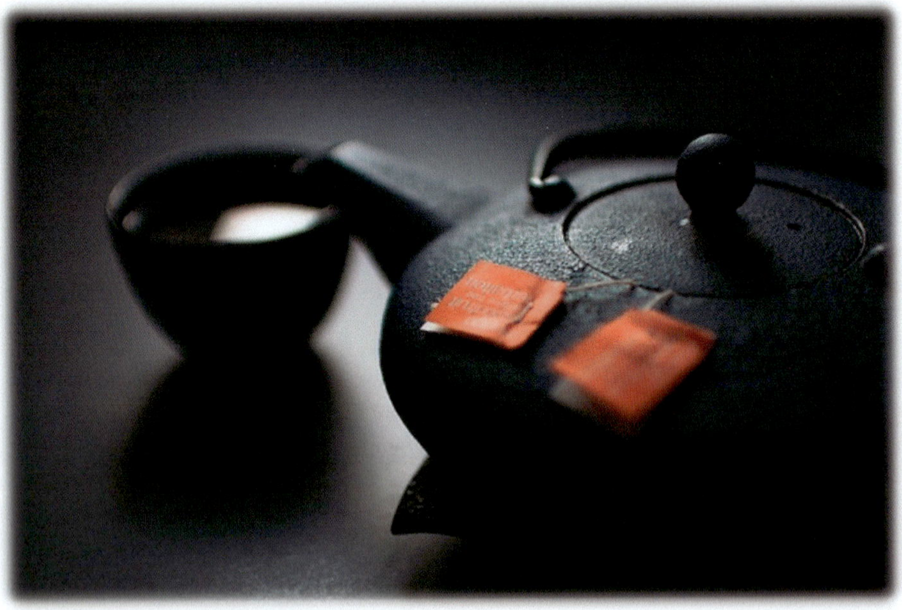

Darm-Suppe

Für 10 Portionen

2,5 l Wasser

450 g Blumenkohlröschen

3 grosse Frühlingszwiebeln, in Ringe geschnitten

400 g grüne Bohnen, geputzt und in Stücke geschnitten

125 g grüner oder weisser Spargel, harte Enden entfernt, (weisser Spargel schälen)

50 g frischer Koriander oder Petersilie gehackt

2 Knoblauchzehen, geschält und fein gehackt

1 getrocknetes Lorbeerblatt

1 grüne Paprikaschote, entstielt, entkernt und gewürfelt

1-2 Jalapenoschoten, entstielt, entkernt und fein gehackt

400 g Tomaten aus der Dose, geschält oder ganz in Stücken

1 l Gemüse- oder Hühnerbrühe

½ Bund Stangensellerie, in Stücke geschnitten

½ Rotkohl, in Streifen geschnitten

2 EL Tamari

½ TL getrockneter Oregano

½ TL getrockneter Rosmarin

½ TL getrockneter Thymian

2 EL Meersalz

Alle Zutaten ohne Meersalz in einen grossen Topf geben. Den Inhalt bei mittlerer Hitze zum Kochen bringen, die Temperatur reduzieren und die Suppe 2 h bei kleiner Hitze köcheln. Das Meersalz in den letzten 5-10 Minuten zugeben.

Die Suppe heiss, warm oder zimmerwarm servieren.

TIPP: Die Suppe hält sich 3 Tage im Kühlschrank. Friere den Rest portionsweise ein. Mit dieser Suppe lässt sich der Darm auch nach Abschluss der 5 Tage hervorragend beruhigen

Darm-Smoothie

Für 1 Person

1 dl Aloe Vera Saft aus 100% Aloe Vera Saft (im Reformhaus bestellen oder online)

35 g rohe Kürbiskerne

1 Zitrone, geschält

½ grüner Apfel, entkernt

½ Salatgurke (ohne Schale, wenn du sie nicht verträgst)

1TL Chiasamen

12g frisches Basilikum

240 ml Wasser, oder je nach Geschmack etwas mehr

Bei Bedarf Eiswürfel und Stevia hinzufügen

- Die Zutaten im Mixer oder Nutribullet pürieren und geniessen.
- Mache den Smoothie jeden Tag frisch

Wie oft darfst du also den Tee, die Suppe oder den Smoothie zu dir nehmen?

Nach Abschluss der 5 Tage kannst du dich weiter mit den 3 Dingen ernähren. Sprich, du kannst dir «deinen» Liebling aussuchen und weiterhin in den Tag einbauen.

Ich empfehle dir, den Smoothie als Frühstück einzubauen, da dieser Aloe Vera Saft und Samen in sich trägt und somit den Darm anregt und beruhigt.

Dazu kannst du ein Urdinkelbrötchen essen. Je nach Geschmack.

Vergiss nicht, wie du dich vor den 5 Tagen fühltest und wie du dich danach fühltest. Die 3 Darm-Rezepte helfen dir jederzeit.

Hier noch ein TIPP:

Am besten beginnst du beim nächsten Einkauf von Nahrungsmitteln die Etiketten (Tabelle mit den Inhaltsstoffen) zu lesen.

Folge hier der einfachen Faustregel 1: Was einkaufen?

Alles was du auf der Etikette nicht aussprechen kannst oder nur langsam lesen kannst, enthält Inhaltsstoffe, die dem Körper schaden.

Kaufe nur Dinge, die nicht in eckiger Schachtel verpackt sind. Diese Nahrung ist mit Dickmachern, wie etwa Maiszucker, Industriezucker, unnötigen Emulgatoren oder Aspartam gefüllt.

Verstopfung – was hilft sofort?

Wer seine Verstopfung (Obstipation) längerfristig lösen möchte, lade ich ein, seine Ernährung grundsätzlich umzustellen.

Bevor jedoch eine längerfristige Ernährungsumstellung stattfinden kann, muss sich ein Mensch, der an Verstopfung leidet und dennoch keine Abhilfe findet, grundsätzlich mehr Ballaststoffe und langkettige Kohlehydrate zuführen. Zusammen mit bis zu 2 Litern Wasser oder ungesüsstem Tee pro Tag tritt nach wenigen Tagen die erhoffte Abhilfe ein.

Folgendes Obst/Gemüse helfen akut bei Verstopfung:

-→ Wir gehen hier davon aus, dass du bereits weisst, wie es deinem Darm geht und auch, ob du ev. schon 5 Tage Tee, Smoothie und Suppe zu dir genommen hast.

Weisskraut

Ich empfehle hier Weisskrautsalat mit Kümmel zu essen. Am besten ist es, den Kohlsalat am Abend zu essen und dann über Nacht wirken zu lassen.

Mit wenig Öl, etwas Salz und Pfeffer und einem geraspelten Apfel solltest du am nächsten, oder übernächsten Tag aufs Klo gehen können. Ohne Abführmittel und anderen Zusätzen.

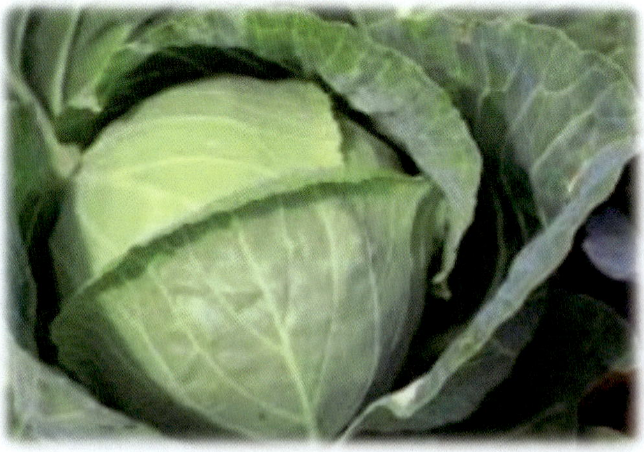

Bitterstoffe

Lass dir in der Apotheke ein Bitterstoff – Extrakt geben. Diese sind meist nicht teuer und können überall mitgenommen werden. Wichtig ist, dass es in Tropfen-Form ist. Dies, da Tropfen nicht weiterverarbeitet wurden und somit viel wirkungsvoller sind. Folgende Stoffe sollten enthalten sein: Angelika Wurzel, Kümmel, Süssholzwurzel, Pfefferminze, Melisse, Kamille.

Es müssen nicht alle Stoffe gleichzeitig enthalten sein, aber wenn nur schon einige davon im Darm enthalten sind, helfen diese dem Darm aus seinem Dilemma zu kommen.

Brokkoli (am Abend)

Brokkoli ist ein Ballaststoffträger, der schon sehr viel Wasser in sich trägt und zusätzlich eine geringe Basenbildung hat. Wichtig ist auch, dass du kein Obst dazu isst, da die Verdauungszeit von Obst und Gemüse unterschiedlich ist. Dies, weil Gekochtes grundsätzlich schneller im Darm ist als Rohes. Im nächsten Kapitel gehe ich darauf ein.

Pflaumen mit Flohsamenschalen (am Morgen)

Lege Dörrpflaumen am Abend vor dem Schlafen in ein Wasserglas ein und lass sie über Nacht ziehen. Verwende dazu bitte Bio-Dörrpflaumen, damit du das Wasser am Morgen verwenden kannst.

(Bio darf keine Spritzmittel enthalten. Darum solltest du das Wasser verwenden, weil nützliche Stoffe sonst verloren gehen)

Mische das Wasser, die Pflaumen und etwa 2 Löffel mit Flohsamenschalen in einem Müslischälchen und iss dies in nüchternen Magen. Trinke dazu etwa 7 dl. Wasser und iss erst wieder etwas, wenn du wirklich Hunger hast.

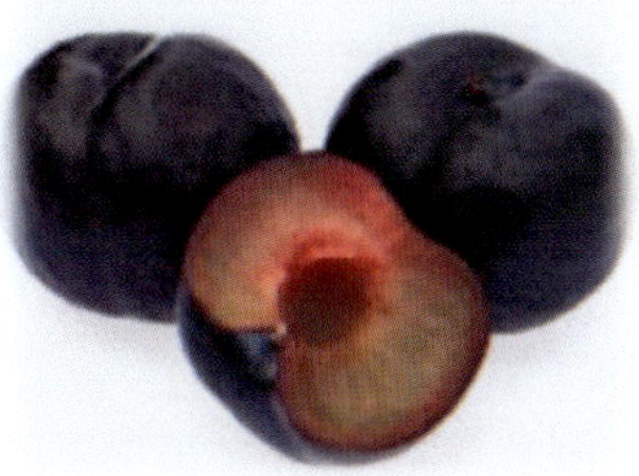

Lauwarmes Wasser gleich nach dem Aufstehen

Trinke gleich nach dem Aufstehen für die nächsten 10 Tage 3 Gläser lauwarmes Wasser in nüchternen Magen. Dies bewirkt, dass die Rückstände im Magen rausgespült werden und die Verdauung sofort angeregt wird. Mit dieser Methode solltest du erst etwa 40 Minuten nach dem letzten Schluck Wasser etwas essen. Das Wasser benötigt Zeit den Darm zu passieren und die Giftstoffe auszuschwemmen.

Papaya

Die Tropenfrucht ist reich an Enzymen, die Proteine aufspalten und so die Eiweissverdauung im Magen und Darm begünstigen. Zudem reguliert Papaya die Darmperistaltik (Darmbewegungen, niedere Kontraktionswellen im Darm) und fördert eine regelmässige Verdauung.

Möhre

Möhren stärken die Leberfunktion, in dem sie die Produktion von Gallenflüssigkeit anregen. Sie beugen Darmträgheit vor, regen die Darmperistaltik an und tragen so zum Abtransport von Abfallstoffen bei.

Apfel

Das in Äpfeln enthaltene Sorbitol ist ein natürliches Abführmittel. Es nimmt im Magen Wasser auf und befördert es in den Dickdarm. Hier beschleunigt der erhöhte Feuchtigkeitsgehalt den Transport des Darminhaltes. Sorbitol ist auch in Trockenpflaumen, Pfirsichen und Birnen enthalten.

Tipp: Da nicht alles Spritzmittel mit Wasser abgewaschen werden kann, empfiehlt es sich, den Apfel ohne Schale zu essen und so Sodbrennen zu vermeiden.

Leinsamen

Leinsamen – das A und O in der Apotheke des Darms. Leinsamen tragen die wertvollen Stoffe in sich, den Darm und den Magen zu reinigen und der Schleim repariert mögliche Lücken im Darm. Iss jeden Morgen 2 Kaffeelöffel Leinsamen zum Müsli, Obst oder einem Nussjoghurt deiner Wahl.

Verstopfung - was kann passieren?

Grundsätzlich ist eine Verstopfung unangenehm. Sie lässt uns halb verzweifeln und leider helfen mögliche Medikamente nur punktuell. Aufgrund des niedrigen Metabolismus von uns Frauen, ist auch der Stoffwechsel herabgesetzt. Darum kann es schon mehrere Tage dauern, bis du aufs Klo kannst. Aber dies gilt dennoch nicht, es einfach so zu akzeptieren.

Grundsätzlich gilt: Was oben reinkommt, sollte spätestens am nächsten Tag danach gut verdaut und ohne grosse Schmerzen im Klo landen.

Sollte dies nicht der Fall sein, kann hier spontan mit Abführmitteln, wie etwa mit Bitterstoffen nachgeholfen werden. Aber Abführmittel sind nicht Ziel eines guten Lebensgefühls.

Folgende Symptome können bei einer lang andauernden Verstopfung vorkommen:

- Fieber
- Blähbauch
- Spannungen im Bauchraum
- Schmerzen im Unterbauch
- Rückenschmerzen
- Schmerzen beim Stuhlgang
- Kopfschmerzen nach dem Klogang
- Analfissuren (Risse im Analkanal) und Hämorrhoiden (bei chronischer Verstopfung)

Achte auf die Dauer deiner Verdauung. Dauert es länger als 1 Woche, suche bitte einen Arzt auf und erklär ihm deine Situation. Fürs Erste helfen Abführmittel bestimmt.

Verstopfung - ab wann kritisch, ab wann zum Arzt?

Dauert deine Verstopfung schon sehr lange an (mehr als 1 Woche oder länger), solltest du auf jeden Fall einen Arzt aufsuchen, damit mögliche Massnahmen gemacht werden können. Dies ist aber nicht die längerfristige Lösung, denn die Ursache ist hiermit nicht gelöst/erkannt.

Hier empfiehlt es sich, gut auf die Signale des Körpers zu achten. Im Extremfall kann der Darm innerlich Risse aufzeigen, aber vorher solltest du es mit starken Abführmitteln schaffen.

TIPP: Wenn Verstopfung sich nicht löst, achte auf deine Bauchform. Er beginnt sich nach Aussen zu wölben und die Verdauung steht zuvor komplett still.

Wie Verstopfung vorbeugen?

In 8 Jahren qualvoller Schmerzen beim Stuhlgang, habe ich bei mir und Leuten, die an Verstopfung litten, festgestellt, dass die Ursachen von Verstopfung meist einfacher Herkunft sind.

Niemand spricht darüber, dass Stress, schwierige Lebensumstände, chronische Müdigkeit und Medikamente den Darm lahmlegen können.

Kurzfristige Ursachen können Fehlernährung, ein Ungleichgewicht der Ernährung, Schwangerschaft, keine Bewegung oder Stillen sein.

Betrachten wir aber nur die «Einflüsse» der Nahrung, sind die Ursachen wie folgt zusammenzufassen:

- Andauerndem Stress, Ängsten und Sorgen gezielt aus dem Weg gehen.
- Kohlehydratreiches Essen grossräumig ersetzen durch viele Ballaststoffe und wenig Kohlehydrate.
- Iss täglich 3 Mal, wenn du Hunger hast 5 Mal, aber kleine Portionen. Hungere nicht, aber überiss dich nicht. Iss mehrheitlich pflanzliche Produkte, immer gepaart mit langkettigen Kohlehydraten. (zB. Brokkoli mit Voll Reis, oder Erdbeeren mit Kokosraspeln, Nüsse usw.)
- Bewege dich täglich 10 Minuten mit hohem Puls. (zB. Renne einen Hügel hinauf, oder nutze den Hometrainer im Winter)
- Achte auf genügend Sonne. Sonnenlicht kurbelt die Verdauung an und fördert den Stoffwechsel.

Deine nächsten Schritte

Ich habe sicherlich mehr als 4 Wochen gebraucht, und dabei nach einer Lösung gesucht, dich intensiver zu unterstützen. Die Strategie, die ich nutze und die ich dir auch vorschlage, habe ich in einer Checkliste, passend zum nächsten Kapitel, zusammengefasst.

Nach Beantwortung von nur 19 Fragen bist du in der Lage, den Zustand deines Darmes gleich heute noch zu beurteilen und zu entscheiden, ob das 5-Tages-Programm für dich und deinen Darm ein Thema ist, oder nicht.

Wenn du mehr als die Hälfte der Fragen mit «Nein» beantwortet hast, kannst du beim Kapitel «Wie siehts mit Tee, Kaffee und Wein aus» weiterlesen.

Wenn du mehr als die Hälfte der Fragen mit «Ja» beantwortet hast, empfehle ich dir, eine Zeit von 5 Tagen für dich und deinen Darm zu setzen und das 5-Tages-Darm Programm durchzuziehen und deinen Darm wieder zu reaktivieren. So kommst du in die Lage, eine komplette Entleerung herbeizuführen.

Meine Strategie ist eine Sofortmassnahme, wenn du schon mehrere Tage nicht mehr «gross» aufs Klo konntest. In meiner Facebook Gruppe kannst du dir mehr Infos mit den aktuellsten Themen der Mitglieder holen.

https://www.facebook.com/groups/1190059161160974/

Welche Nahrungsmittel können Verstopfung verursachen?

Ganz einfach und über den Daumen gesagt, wirken all jene Nahrungsmittel «stopfend» die dem Körper zur Verdauung von Speisen mehr Wasser entziehen, als er normalerweise hergeben möchte. Der Körper braucht dringend genügend Flüssigkeit, damit der Darm gut arbeiten kann. Gut arbeiten bedeutet, dass der Verdauungsbrei gut vorangeschoben wird und dabei feucht bleibt. Die Darmwand dabei nicht verletzt wird und dadurch keine Schmerzen entstehen.

Bis eine normale Portion Essen gut verdaut wieder rauskommt, dauert es ungefähr 6 – 8 Stunden. Dauert es länger, könnten folgende Nahrungsmittel verantwortlich sein, dass du «verstopft» wirst.

- Schokolade
- weißer Reis
- Karotten
- rotes Fleisch
- Eier
- Weißmehlprodukte (Toastbrot, Kekse, Kuchen)
- Cornflakes
- Fertiggerichte
- Chips
- Bananen
- falsche Kohlehydrate* (s. Erklärung nächste Seite)

*Bei den falschen Kohlehydraten müssen wir unterscheiden zwischen raffinierten Zutaten wie Mehl oder Zucker. Die raffinierten Dinge schaden unserer Gesundheit grundsätzlich. So wirkt zB. Weissbrot eher verstopfend, weil das Mehl raffiniert ist. Ur-Dinkel hingegen ist unbehandeltes Mehl und zeigt daher eine verdauungsfördernde Wirkung. (Zusammen mit ca. 2 Liter Wasser/ Tag) Die Quellstoffe im Dinkel geben den Darmzotten die Möglichkeit, den Verdauungsbrei optimal voranzubringen.

Grundsätzlich wirkt verstopfend, was dem Körper mehr Wasser entzieht, als er normalerweise hergeben würde.

Grundsätzlich gilt: Je fettiger und süsser das Essen ist, desto höher ist das Risiko einer Obstipation oder Verstopfung, da dadurch der Verdauungsprozess verlangsamt wird. Das führt wiederum dazu, dass dem Stuhl mehr Wasser entzogen wird, als wenn er diese Nahrung nicht verdauen müsste. So wird der Stuhl fest.

Grosses Problem: Zusatzstoffe in der Nahrung

Zusatzstoffe werden generell im Herstellungsprozess von Nahrungsmitteln verwendet, z.B. um Schaumbildung zu verhindern oder es werden Farbstoffe hinzugefügt oder Bleichstoffe oder das Produkt soll etwas größer werden, als es in Wirklichkeit ist usw.

Leider finden wir diese Stoffe überall.

Wie sollen wir wissen, woher etwas kommt. Anhand des Verhaltens von Kindern können wir viel über die Nahrung erfahren. Denn wenn Kinder sie nicht vertragen, dann ist es für uns Erwachsenen auch ungesund.

Betrat man früher Klassenräume, waren die Kinder mucksmäuschenstill. Heutzutage können die Kinder nicht mehr still sein.

Um dies zu erläutern, muss man die Lebensmittelgesetze etwas kennen und da sind folgende Zusatzstoffe erlaubt:

- Farbstoffe
- Dickstoffe
- Stabilisatoren
- Süßungsmittel

Ohne auf die chemische Wirkung beim Menschen einzugehen, lässt sich sagen, dass diese Stoffe alle eine Art Hyperaktivität erzeugen. Hyperkinese ist die beste Beschreibung von heutigen jungen Leuten. Diese wiederum endet meist in Aggressivität, welche dann abgebaut werden muss.

Warum Verstopfung trotz gesunder Ernährung?

Wikipedia erklärt uns Folgendes über eine „gesunde Ernährung".

Heutige Ernährungsformen (Ausschnitt)

Lebensmittel, die zum Teil noch zubereitet werden müssen, bevor diese Genussfertig sind

In erster Linie ist das, was der Mensch isst, wie er es zubereitet (Kochkunst) und zu sich nimmt (Esskultur), sowie das, was er „nicht" isst (Nahrungstabu), von seinem Lebensraum und seiner Kultur abhängig, und damit starken regionalen und zeitlichen Unterschieden unterworfen. Trotz der teils extremen Unterschiede der traditionellen Regionalküchen wird der Bedarf an Nährstoffen in der Regel gedeckt.

Da sich aber vor allem in den Industrieländern die Ernährungsweise von den traditionellen Formen wegentwickelt und sich durch die Zunahme sitzender Tätigkeiten und abnehmender körperlicher Betätigung der Lebensstil und damit der Energie- und Nährstoffbedarf insgesamt verändert hat, gibt es heutzutage bei vielen Menschen ein Missverhältnis zwischen Nährstoffbedarf und Nährstoffzufuhr. Deshalb wird die Frage nach der richtigen Ernährung wegen der Bedeutung für die Gesundheit in Abhängigkeit von der Lebensweise durch die Diätetik wissenschaftlich erforscht.

Insbesondere die Zunahme an Zivilisationskrankheiten wird der modernen Fehlernährung zugeschrieben. Dies hat dazu geführt, dass es eine Vielzahl von Ansichten, Theorien und Lehren über die richtige Ernährung gibt. Beispiele sind die Theorien von der Vollwerternährung, die Rohkost-Lehre, die Ernährung nach den Fünf Elementen aus der traditionellen chinesischen Medizin, die Ayurveda-Lehre, dem Pescetarismus, der Vegetarismus und der Veganismus, die Makrobiotik (Ernährungswissenschaft aus der Perspektive von Yin und Yang), die Trennkost-Lehre und die Steinzeiternährung, die in die Richtung der Low-Carb-Ernährung geht. Die *Antworten auf die Frage nach einer richtigen Ernährung sind oft weltanschaulich beeinflusst.*

Die Deutsche Gesellschaft für Ernährung hat Regeln zur Zusammenstellung formuliert, die sie als „vollwertige Ernährung" bezeichnet.

Als ich den Text das erste Mal las, habe ich mir folgende Fragen gestellt:

Warum werden verschiedene Nahrungsformen angesprochen, aber dennoch sog. «Zivilkrankheiten» als «normal» dargestellt».

Als kritischer Mensch kann es kaum die Absicht sein, diese einfach so hinnehmen zu müssen, wie wenn es angeblich keine wirkliche Lösung für das Problem gibt.

Was mich viel mehr erstaunt ist, dass die Frage nach einer richtigen Ernährung weltanschaulich geprägt wurde.

Dies, da der menschliche Organismus auf der ganzen Welt gleich funktioniert. Nehmen wir zu viel Fette und Zucker zu uns, stoppt dies die Verdauung.

Nehmen wir mehr Ballaststoffe und langkettige Kohlehydrate zu uns, bleibt die Verdauung in Schwung.

Solltest du dich demnach trotz gesunder Ernährung «verstopft» fühlen, kann es sein, dass du gärende Nahrungsmittel, vor dem zu Bett gehen zu dir nimmst.

Es empfiehlt sich, mittags die Rohkost, so etwa Salate, rohes Gemüse oder Obst zu sich zu nehmen.

Nimm am Abend nur noch Gekochtes oder niedergegartes Gemüse zu dir. Dies, da der Darm in der Nacht trägerer ist und das gekochte Gemüse dem Darm gut bekommt.

Salat, abends gegessen, beginnt im Darm zu gären und verhindert somit eine rasche Verdauung.

Auch hier möchte ich anmerken, dass es Menschen gibt, denen Rohes abends nichts ausmacht, aber tendenziell ist es besser, abends nur noch gekochtes oder gegartes Essen zu sich zu nehmen. Der Metabolismus (Stoffwechsel) wird auf die Nacht hin runtergefahren, damit wir gut schlafen können. Aber dies ist nicht bei allen Menschen genau gleich.

Blick in die Teekanne, die Kaffeekapsel und ins Weinfass!

Kaffee

In Kaffee, Tee und Kakao finden wir folgende Stoffe: z.B. Theophylin, Theobromin usw.

Welchen Zweck erfüllen diese Stoffe in der Natur?

Koffein und Theo Bromide (wie sie in Kakao vorkommen)

- Erhöhen den Fettsäurespiegel (Fettsäuren-Konzentration)
- Erhöhen den Blutdruck
- Erhöhen die Magensäure
- Erhöhung von Stress – Ausscheidung von Adrenalin = Noradrenalin
- Erhöhung der Verdauung und Absorptionszeit

Jeder dieser Punkte in unserem Körper wird durch den Stoff Koffein beeinflusst.

Koffein

- Ist toxisch (Nervengift)
- Bewirkt die Wechselwirkung der Muskeln, Aktion
- Enzym–Unterdrücker
- Karzinogen (Promoter)

500 g Tee enthält genügend Koffein, um 1000 Mäuse zu töten. Koffein zerstört Vitamin B.

Verhältnis: Der normale Engländer trinkt diese Menge (ein Päckchen Tee) fast an einem einzigen Tag.

Mutagene (https://de.wikipedia.org/wiki/Mutagen) sind äußere Einwirkungen, die Genmutationen oder Chromosomenaberrationen auslösen, also das Erbgut eines Organismus verändern.

Weitere Minuspunkte: Neigung zu genetischen Veränderungen (Missbildungen wie Hasenscharten oder

Theophylin, Theobromin und Koffein können diese Anomalitäten verursachen.

Tee

Eine Teeplantage sieht in grünem Zustand schön flach aus, weil man die Teeblätter nicht abschneidet, sondern abschlägt.

Ausfolgendem Grund schlägt man sie immer wieder mit längen Stöcken/Ruten:

Gemäß einer Studie wurde mit der größten Antilope Afrikas ein Experiment durchgeführt, da der Eland nur bestimmte Bäume in Afrika frisst. Es ist die größte Antilope Afrikas.

Der Eland frisst nur gewisse Bäume, welche sekundäre Pflanzenstoffe, wie z.B. Tannine und andere wertvolle Inhaltsstoffe, in sich tragen.

Erstens fressen die Tiere diese Pflanzen. Während sie diese Pflanze verspeisen, steigt die Tannin-Konzentration in der Pflanze, bis sie dem Tier nicht mehr schmecken, also nicht mehr essbar sind. Der Geschmack ist nicht mehr angenehm für das Tier.

Dann hört die Antilope auf, diese Pflanze zu fressen. Wenn das Tier diese Bäume verzehrt, bricht es die Blätter und dies aktiviert ein Hormon (Pheromon), das wiederum auf alle anderen Bäume im Umkreis von ca. 100 Metern übergeht, und dieses Pheromon signalisiert: **STOPP, nicht weiterfressen.**

Danach muss das Tier diesen Kreis durchbrechen und außerhalb der 100 Meter Umkreis wieder mit dem Fressen an neuen Pflanzen beginnen.

Der zweite Punkt ist, dass die jungen Blätter immer die höchste Konzentration an Abwehrmitteln in sich tragen. Darum meidet das Tier die jungen Blätter. Dies ist eine natürliche Art der Natur, damit Tiere bestimmte Gebiete nicht überweiden.

So schützt sich auch eine Pflanze oder ein Baum, damit nicht immer nur die jungen Blätter gefressen werden. Es wäre verheerend, wenn an einem Baum oder einer Pflanze immer nur die jungen Blätter gefressen würden.

Aber wir Menschen machen das ganz anders mit den Teeplantagen

Wir pflücken die jüngsten Blätter der kleinen Knospen auf den Plantagen, nach dem Prozess des oben genannten »Pflanzenschlagens«, mit langen Stöcken. So lange, bis die jungen Blätter alle gesammelt werden können. Es ist der gleiche Hergang wie das Fressen von Blättern durch ein Tier. Die Blätter der Pflanze werden durch das Fressen eines Tieres gebrochen und nicht geschnitten.

Wie reagiert die Pflanze darauf? Sie erhöht die Giftstoffe, da diese ja das Überweiden auf natürliche Weise verhindern will. Durch die weitere Stimulation der Pflanze, neue Blätter und Knospen zu bilden, ist die Konzentration von Abwehrstoffen so hoch, dass kein Tier diese Blätter fressen würde.

Und was macht der Mensch?

Er pflückt die Blätter ganz gezielt und ist der Meinung, dass die obersten beiden Blätter und die Knospe zum besten Tee führen.

Gut für den Menschen, nicht aber für die Tiere? (ironisch).

Grüntee

Wenn der Mensch noch etwas gesundheitsbewusst sein möchte, verkauft er die unbehandelten Blätter als Grüntee. Darum gibt es für die etwas gesundheitsbewussteren Menschen unter uns den Grüntee.

Schwarztee

Doch beim Schwarztee geht der Prozess noch weiter. Die Blätter werden erst getrocknet und dann in einem Topf mit weiteren Bakterien gegärt. Gärungsprozesse bedeuten nichts anderes, als dass durch die Bakterien alles verarbeitet wird, was brauchbar ist.

Und wenn dieser Gärungsprozess beendet ist, bleibt nur übrig, was unbrauchbar ist. Danach werden die Blätter wieder getrocknet und danach hat man Schwarztee.

Diese Blätter würden kein Tier mit normalem Verstand fressen, aber wir nehmen dieses Getränk zu uns.

Wir verwenden die getrockneten Teeblätter, gießen Wasser darauf und machen noch einen Extrakt daraus.

Total ungenießbar? Bitter?

Damit das Bittere nun nicht ungenießbar bleibt, geben wir Zucker hinzu. Wir haben jedoch immer noch Tannine, Gerbstoffe, die alles im Mund zusammenziehen (https://de.wikipedia.org/wiki/Tannine)

Hier verschaffen wir Abhilfe mit Sahne, Milch oder Kondensmilch. Dann schmeckt das etwas besser.

Weiter führt der hohe Koffeinanteil im Tee dazu, dass der Blutzuckerspiegel ansteigt, weil Glykogen in Glukose umgewandelt wird. Nebenbei steigt auch die Konzentration von Adrenalin und Kortison. Der Körper wird auf eine »Aktion« vorbereitet. Vom Kaffee wird man wach. Doch hier täuschen wir unseren Körper enorm.

Die Aktion hätte heißen müssen: rennen oder kämpfen. Doch hier geschieht nichts, denn wir sitzen nur vor dem Computer oder bewegen uns zu wenig.

Der Körper muss sich nun vor der Glukose schützen und schüttet enorm viel Insulin aus und wir werden Hypoglykäm (https://de.wikipedia.org/wiki/Hypoglykämie). Das bedeutet, wir werden zu halben Leichen und schlafen ein, weil der Blutzuckerspiegel stark abfällt. Die Antwort zum Problem ist:

→ Noch mehr Tee oder Kaffee.

Und so geht es den ganzen Tag. Es gibt kein Tier, das solche Giftstoffe freiwillig zu sich nimmt, außer uns Menschen.

Hier haben wir eine Wahl, was wir trinken und was nicht!

Eine Alternative wäre nun Kräutertee oder Früchtetee. Es gibt aber auch gesunde Tees, die mindestens so übel schmecken wie der schwarze Tee.

Wenn wir beobachten, wo was drin ist, wie z.B. in Kaffee, Tee, Cola-Getränken, Schokolade und in Kakaoprodukten, sehen wir, dass hier unheimlich viel Koffein enthalten ist.

In Schokolade und Kakao ist nicht so viel Koffein vorhanden, aber in Schokolade, Schokosirup oder Schokoladenmischgetränken sind wiederum Theo Bromide drin.

Hier haben wir die Wahl: Wir können die oben genannten Dinge z.B. durch *Carob* ersetzen. (*Carob* wird aus der Frucht des Johannisbrotbaumes gewonnen. Es enthält von Natur aus Zucker, ist fettarm, reich an Calcium und liefert wertvolle Ballaststoffe. Ohne anregende Stoffe wie Koffein oder Theobromin.

Wein

Es wird uns beispielsweise erzählt: Ein bisschen Wein ist gut. Gut für das Herzkreislauf-System, gut für dies und jenes.

Dies stimmt grundsätzlich. Weil Wein aus Substanzen bestehen, die uns guttun, wie z.B. sekundäre Pflanzenstoffe, Chemikalien, Phytochemikalien; alle haben positive Wirkungen.

Aber im Wein sind auch Alkohol und Kalorien enthalten. Die Menge Alkohol in einem Glas Wein ist schon ausreichend, um das Immunsystem zu unterdrücken.

Die Frage ist nun, soll ich den Wein trinken, wenn auch etwas drin ist, das mir zusätzlich schadet?

Oder gibt es eine Alternative?

Hier können wir uns auch einfach für die Weintraube entscheiden. Wir haben eine Wahl, wie wir den Traubensaft zu uns nehmen wollen.

Wenn wir ein starkes Immunsystem haben wollen, dann bleiben wir beim Traubensaft. Dann sind alle guten Stoffe ohne »Gifte« in unserem Körper. Das wird leider nie dazugesagt, aber es stimmt.

Faustregel Nr. 2: Wie das Immunsystem nicht mehr unterdrückt wird

> Wenn wir ein starkes Immunsystem haben wollen, dann trinken wir Traubensaft. Dann sind alle guten Stoffe ohne »Gifte« in unserem Körper.
>
> Und das Immunsystem bleibt aktiv. Es wird also für die Dauer des Verdauens nicht unterdrückt. Das wird leider nie dazugesagt, aber es stimmt.

Margarine, Fette, Öle und Butter

Was ist besser, Butter oder Margarine?

Kommt drauf an, wie du sterben willst.

Schneller Tod: Butter

Langsamer Tod: Margarine (Krebs)

Diese Produkte oxidieren recht leicht

Wenn Öl erhitzt wird, wird es auch problematisch wegen der Fettsäuren. Aber die einfach gesättigten Fettsäuren oxidieren am langsamsten und somit ist Olivenöl das geeignete Öl zum Erhitzen. Also Olivenöl in jeder Form, am besten kaltgepresstes, welches noch unverändert ist, nutzen. Kaltgepresst bedeutet, wie der Name schon sagt, dass die Frucht kalt war, also in ihrem natürlichen Zustand, als sie gepresst wurde.

Tierfette haben keine Oxidantien. Wir benötigen diese Stoffe in der Ernährung, aber nicht extrahiert.

Margarine wird hydrogeniert. Und das Fett wird chemisch verändert.

Das normale Molekül hat eine Cis-Form, also so, als wenn man jemanden offen umarmen kann.

Wogegen, wenn ein Ärmchen gehärtet ist und einer unserer Arme nach hinten gedreht ist, kann ich jemanden nur mit einem Arm umarmen. Auf diese Weise kann der gehärtete Teil, also unsere Enzyme, das Fett nicht erkennen und wird somit als Fremdkörper eingestuft. Wir versuchen, den Fremdkörper auszuscheiden und können dies aber nicht.

Wenn dieser Vorgang nicht möglich ist, lagern wir die Fette irgendwo ab. In der obersten Schublade benötigen wir sie nicht und das ist unter der Haut. Wenn wir dann beginnen, Sport zu treiben, sieht die Haut immer noch nicht besser aus und wir werden lediglich dürr, weil die Giftstoffe sich immer noch unter unserer Haut befinden.

Diese nennt man Transfette (Transfette in Margarine). Und diese Fette wirken zerstörend auf unsere Blutgefäße und steigern das Herzinfarktrisiko.

WICHTIG:

Zusammenfassung: Pflanzenfette sollten im Naturstatus gegessen werden und nicht bereits erhitzt. Das Herstellungsverfahren von Margarine ist kurz etwa so: erst verflüssigt, dann erhitzt und zu Letzt verändert. Somit ist davon abzuraten. Kaufe also nur «kaltgepresstes» Olivenöl in Glasflaschen. (keine Plastikflaschen)

Warum sind Milch und Milchprodukte schädlich für die Verdauung?

Die Werbung sagt seit eh und je, Milch sei gut wegen des Kalziums. Sie stärke die Knochen und gebe uns Kraft, was tw. Stimmt. Was aber nicht gesagt wird ist, dass Milch unseren Knochen den Knochenleim entzieht und wir im Alter Osteoporose bekommen können.

Milchprodukte im Allgemeinen haben Milchproteine (Kasein) enthalten. Im Vergleich zur menschlichen Milch enthält Kuhmilch 300 % mehr Kasein und mehr als die doppelte Menge an Gesamtprotein. Menschliche Milch enthält andererseits 7.0 – 7.5 % Kohlenhydrate. Kuhmilch dagegen nur 4.5 – 5.0%.

Der Grund, warum Milch- und Milchprodukte Verstopfung auslösen können, liegt an der hohen Schleimbildung, da das Kasein nicht verdaut werden kann und im Darm und Gelenken abgelagert wird.

Auf Grund der Zusammensetzung von menschlichen- und tierischen Proteinen, welche nicht verdaut werden können, ist eine pflanzliche Ernährung (pflanzliche Milch) ratsam.

Aspartam...

... ist in fast jedem Lebensmittel enthalten.

In Bonbons, in Getränken, in Fastfood. Aspartam ist überall drin.

Aspartam ist ein technischer Name, das Mittel ist für fast 75 % aller negativen Reaktionen des Körpers verantwortlich.

90 % der Reaktionen auf Aspartam sind:

- Kopfweh
- Schwindel
- epileptische Anfälle
- Muskelzerren usw.

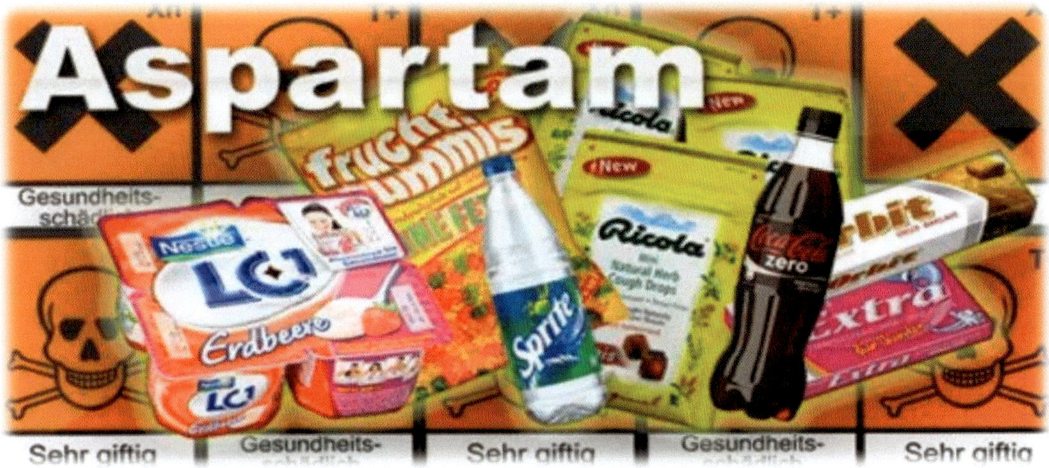

Überall, wo zwar süsser Geschmack, aber kein Zucker erwünscht ist, kann Aspartam zum Einsatz kommen.

→ Wenn irgendwo «Light», «Wellness» oder «Zuckerfrei» draufsteht, ist die Wahrscheinlichkeit gross, dass Aspartam verwendet wird.

Aspartam wirkt verschlechternd auf folgende Krankheiten:

- Hirntumore
- MS
- Epilepsie
- Parkinson
- Chronische Müdigkeit

Aspartam besteht aus drei Stoffen:

- Aspartimsäure (Aminosäure)
- Phenylalanine
- Methanol

Wenn zu viele Phenylalanine eingenommen werden, stimulieren sie das Gehirn negativ. Das bedeutet, Schizophrenie wird vorgetäuscht.

Methanol: Ein Liter mit Aspartam gesüßte Getränke ergibt etwa 56 g Methanol. Dies liegt deutlich über der empfohlenen Menge von 7,6 g. Alle Powerdrinks sind mit Aspartam angereichert.

Welchen Einfluss haben nun diese Süßstoffe, welche Aminosäuren sind, in unserem Körper?

Proteine bestehen aus Aminosäuren. Aminosäuren hingegen bestehen nicht aus Proteinen und sind im Mund nicht süß. Dies wiederum hat einen großen Einfluss auf unsere Verdauung.

Proteine werden niemals als freie Aminosäuren aufgenommen.

Wenn ich dagegen eine freie Aminosäure aufnehme, gelangt sie in den Mund und erst da stimuliert sie den Geschmack und sagt »süß«. Der Körper ist jetzt im Programm »süß « und »süß« bedeutet Kohlehydrate. Also schickt die Zunge ein Signal mit freien Kohlehydraten an das Gehirn. Da nun leider keine Kohlehydrate folgen, passiert etwas Gegensätzliches im Menschen. Anstatt wie geplant das Verdauen von Kohlehydraten, folgt »nichts«.

Der Mensch wird aggressiv in diesem Augenblick, kann nicht mehr stillsitzen, ist hyperkinetisch und unter dem Strich wird der ganze Verdauungstrakt in die Irre geführt. Das ist die moderne Ernährung.

Da nun nichts passiert und der Pankreas auf Kohlehydrate eingestellt ist, wird dieser vielleicht 20-, vielleicht 100-, vielleicht 1000-mal getäuscht.

Zusammengefasst, stimuliert Aspartam eine Verdauung, die nicht der Realität entspricht.

Aspartam findet man in folgenden Nahrungsmitteln:

- Frühstücksmüslis
- Minze
- Frühstück
- Kaugummi
- Cola
- Kaffeesorten
- Eis
- Gelatine
- Dessert
- Fruchtsäften
- Lachs
- Multivitaminen
- Milchgetränken
- Softdrinks
- Joghurt
- White Cooler usw.

➔ Dasselbe gilt für Glutamat. Auch hier ist es ähnlich wie mit Aspartam.

Was bedeutet Aspartam für unseren Einkauf?

Da nun sehr viele Menschen die Mühe auf sich nehmen und die Etiketten lesen, hat sich die Industrie die Codierung mit »E« ausgedacht. So müssten grundsätzlich die Tabellen in den Läden sein, in denen in einer Legende geschrieben steht, was in welchem Nahrungsmittel enthalten ist.

Aspartam trägt z.B. die Nummer E951.

Auf der Seite http://das-ist-drin.de/glossar/e-nummern finden wir alle E-Nummern und deren Bedeutung. Man sollte sich die Zeit nehmen, diese E-Nummern, zumindest die wichtigsten, kennenzulernen.

TIPP: Achte in Zukunft darauf, was du isst und prüfe nach, was du genau zu dir nimmst. Es wird vieles klarer, was auch bereits in diesem Ratgeber steht.

Grundregeln zum Einkauf?

Grundsätzlich könnte man hier enorm viel aufzählen. Dennoch gibt es ein paar Grundregeln, die wir beachten sollten, um unseren Organismus weniger zu belasten.

Faustregel Nr. 3: Viel essen ohne Verstopfung

- **Kein Koffein (im Kaffee, Tee)**
- **Lesen der Etiketten ist vorteilhaft**
- **Gekauftes Gemüse und Früchte waschen.**

  Denn jeder Bauer weiß, wenn er eben gespritzt hat, und wenn es dann regnet, muss er gleich wieder spritzen. Also Gemüse und Früchte immer waschen. Milch und Fleischprodukte können nicht gewaschen werden, darum lieber viele Hülsenfrüchte wie Soja essen.
- **Wenn möglich, Bio-Produkte kaufen** Hier sind die Auflagen beim Einsatz von Spritzmitteln höher als bei Nicht-Bio-Produkten. Darum empfiehlt es sich, hier etwas mehr Geld zu bezahlen, um dafür etwas gesünder leben zu können.
- **Ernährung ist keine Religion** Leider finden immer wieder Diskussionen statt. Ernährung kann bis zum Wahnsinn getrieben werden. Dies macht aber wenig Sinn, weil wir niemals alle Giftstoffe erkennen werden. Ernährung ist nur dazu da, um den bestmöglichen, gesunden Lebensstil zu haben.
- **Genießen** Genieße dein Essen, tu alles, was in deiner Macht steht, und iss alles auf, was auf deinem Teller liegt.

Mach dich nicht verrückt

Der Speiseplan für jeden Tag

Frühstück	**Je 1 Portion** - Obst - Gemüse - Eiweiss - Getreide
Snack	**Je 1 Portion** - Gemüse - Gesundes Fett mit Eiweiss, zb. rohe Nüsse, Hummus usw.
Mittagessen	**Je 1 Portion** - Obst - Gemüse - Eiweiss - Gesundes Öl
Snack	**Je 1 Portion** - Gemüse - Gesundes Fett mit Eiweiss, zb. rohe Nüsse, Hummus usw.
Abendessen	**Je 1 Portion** - Gemüse - Eiweiss - gesundes Fett - Getreide (auf Wunsch)

Nicht vergessen, täglich bis 2 Liter Wasser und/oder ungesüssten Tee trinken. Am besten nicht zu den Mahlzeiten einnehmen, da Getränke zu den Mahlzeiten die Verdauungssäfte verdünnen und somit die Verdauung verlangsamen. Du kannst aus dem Rezeptblock jeweils was Leckeres aussuchen.

55 Rezepte

Frühstück

Frühstücksmüsli - mit Erdbeeren

Für eine Portion

3 EL Haferflocken

1 EL Sesamsamen

2 EL Leinsamen

6 grosse Erdbeeren, geschnitten

2 EL Cashew Joghurt

1 Dattel, in Stückchen geschnitten

Sojamilch (oder eine andere Nussmilch)

Zutaten mischen, fertig.

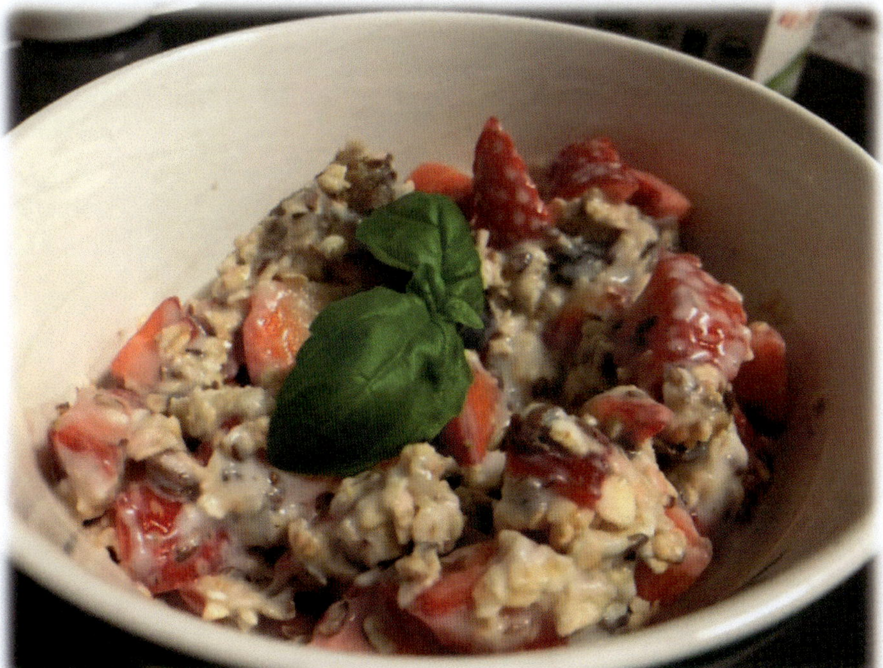

Frühstücksmüsli mit Orangen und Sesam

Urmüsli (Mischung ohne Zusätze von Zucker, Glukose, Fruchtzucker, Traubenzucker, geätzte Dörrfrüchte usw)

Rezept zu Urmüsli ist im nächsten Post.

ca. 4 EL Urmüsli (wenn möglich Demeter)

2 -3 Löffel Leinsamen geschrotet. (Die Ganzen Leinsamen helfen nicht)

1 EL Hanfpulver (legal im Reformhaus erhältlich)

2 EL Kokosflocken

Pflaume

Apfel

Orange

Kiwi

Sojamilch (wer mag) oder selbst gepresster Fruchtsaft

Die Zutaten können beliebig zusammengestellt werden. Die Früchte können auch durch Beeren ersetzt werden.

Es empfiehlt sich, saisonales Obst oder Früchte beim Biobauern oder an Fruchtständen zu kaufen.

Am besten ist natürlich, ein eigener Garten. :-)

Ab und an mische ich etwas Kokosjoghurt oder Natur- Sojajoghurt unter das Müsli, damit es satt macht.

Trink dazu genügend ungesüssten Tee oder Wasser, damit die Ballaststoffe und die Müsliflocken richtig schön aufgehen können und die Verstopfung weich wird.

Tipp: Lies dir die Zusammensetzung auf deinem Müsli durch und achte darauf, dass kein Zucker und andere Zusätze im Müsli sind. Für Schleckmäuler: Süsse das Müsli mit Dattelsirup, Agavendicksaft oder 2- 3 Datteln

Früchte Müsli mit Nüssen

250 g Vollkorn - Haferflocken

100 g Sojaflocken

100 g Roggenflocken

100 g Haferkleie

50 g Haselnüsse

25 g Sonnenblumenkerne

25 g Kürbiskerne

3 getrocknete Aprikosen

3 Backpflaumen

3 getrocknete Apfelringe

Hafer - Soja- und Roggenflocken mit Haferkleie in grosser Schüssel mischen

Die Nüsse grob hacken. Mit den Sonnenblumen - und Kürbiskernen in einer Pfanne ohne Fett 5 Min. rösten. Vom Herd nehmen.

Die getrockneten Früchte in sehr kleine Würfel schneiden. Mit den gerösteten Nüssen und Kernen unter die Flockenmischung mengen. Das Müsli in ein gut verschliessbares Gefäss oder Dose füllen und an einen dunklen Ort aufbewahren. Es ist etwa 2 Monate haltbar.

Müsli - zum Frühstück, unterwegs und Sport

1 kg Vollkorn – Haferflocken

1 Tasse gehackte Nüsse

1 Tasse (kernlose) Rosinen

1/2 Tasse Kürbiskerne

1 Tasse gehackte, weiche Trockenfrüchte (z.B Feigen, Datteln)

1 Tasse Kokosraspeln

1 Tasse Sonnenblumenkerne

1/2 Tasse Sesam (geschälter schmeckt besser als Ganzer)

Die Haferflocken bei Oberhitze im Herd zartrösten, dabei öfter wenden.
Achtung: Nicht verbrennen lassen!!

Wenn die Haferflocken leicht braun sind, die Sonnenblumenkerne, den Sesam und die Kokosraspeln darüber streuen und zusammen nochmals leicht rösten.

Nun die restlichen Zutaten unterrühren und in Behälter füllen.
Diese Müsli ist praktisch für unterwegs, beim Wandern, Sport oder Camping.Es kann mit saisonalen Beeren und Früchten kombiniert werden.
Auch pflanzliche Joghurts und Dattelsirup im Frühstücksmüsli schmecken hervorragend.

Urmüsli Pflaume, Apfel und Kiwi

(Mischung ohne Zusätze von Zucker, Glukose, Fruchtzucker, Traubenzucker, geätzte Dörrfrüchte usw)

ca. 4 EL Urmüsli (wenn möglich Demeter)

2 -3 Löffel Leinsamen geschrotet. (Die Ganzen Leinsamen helfen nicht)

1 EL Hanfpulver (legal im Reformhaus erhältlich)

2 EL Kokosflocken

Pflaume

Apfel

Orange

Kiwi

Sojamilch (wer mag) oder selbst gepresster Fruchtsaft

Die Zutaten können beliebig zusammengestellt werden. Die Früchte können auch durch Beeren ersetzt werden.

Es empfiehlt sich, saisonales Obst oder Früchte beim Biobauern oder an Fruchtständen zu kaufen.

Am besten ist natürlich, ein eigener Garten.

Ab und an mische ich etwas Kokosjoghurt oder Nature-Sojajoghurt unter das Müsli, damit es mich schön satt macht.

Trink dazu genügend ungesüssten Tee oder Wasser, damit die Ballaststoffe und die Müsliflocken richtig schön aufgehen können und die Verstopfung weich wird.

Tipp: Lies dir die Zusammensetzung auf deinem Müsli durch und achte darauf, dass kein Zucker und andere Zusätze im Müsli sind. Für Schleckmäuler: Süsse das Müsli mit Dattelsirup, Agavendicksaft oder 2- 3 Datteln

Mittags

Gemüse-Pfanne für Feinschmecker (Rezept für 3-4 Personen)

Folgendes Rezept kann etwas "Wind" in den Darm bringen und somit würde ich Menschen, die die rein pflanzliche Ernährung noch nicht gewohnt sind, dies am Abend zu essen, anstelle vom Mittag.

Mittags ist wahrscheinlicher, dass du noch andere Menschen triffst, denen dein "Wind" nicht egal sein könnte.

wenig Ur-dinkel-Pasta

3 EL rote oder grüne Curry Paste

Frühlingszwiebeln

Lauch

Lattich

Schnittlauch

Champignons

Wirz

Kokosmilch

Alles waschen, klein schneiden (so, dass dir die Grösse passt) und bis auf die Frühlingszwiebeln in eine grosse Schüssel geben.

Die Frühlingszwiebeln mit etwas Wasser andämpfen, bis sie weich sind und danach das andere gewaschene Gemüse beigeben und etwa 7 Minuten unter umrühren mitdämpfen. Bei Bedarf wenig Wasser nachfüllen.

Wenn das Ganze leicht gar ist, die Kokosmilch beigeben und das rote oder grüne Curry unterrühren.

200 Gramm Urdinkel - Pasta mitköcheln lassen und nach ca. 30 Minuten ist das Essen fertig und zum Geniessen da.

In meinem Beispiel habe ich noch eine gelbe Peperoni beigegeben, da mein Auge immer mitisst. Grün und Gelb sieht gut aus. Darum ist da eine gelbe Peperoni drin.

TIP: Trinke zu diesem Essen Nichts, sondern trinke etwa 30 Minuten vor- oder nach der Mahlzeit Wasser, damit du die guten Stoffe der grünen Gemüse nicht ausschwemmst und den Verdauungssaft dadurch verdünnst.

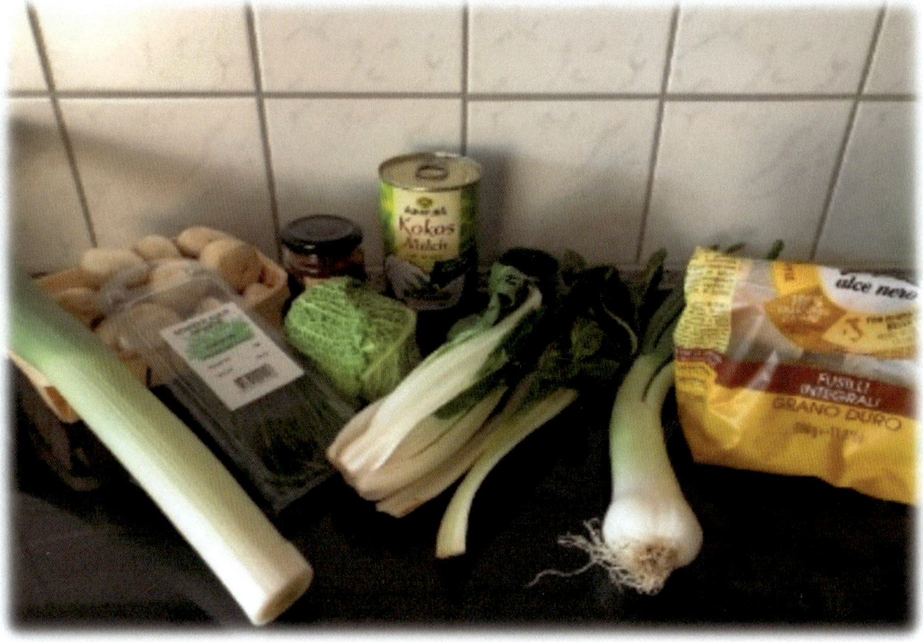

Gemüseschale mit Schwarzbohnenburger

Für 2 Personen

Frühlingszwiebeln

1 Blumenkohl

2 rote Zwiebeln (oder Weiße)

4 Karotten

4 Kartoffeln

1 Apfel

Knoblauch

Schnittlauch (Garnitur)

Kaltgepresstes Olivenöl

Salz, Pfeffer

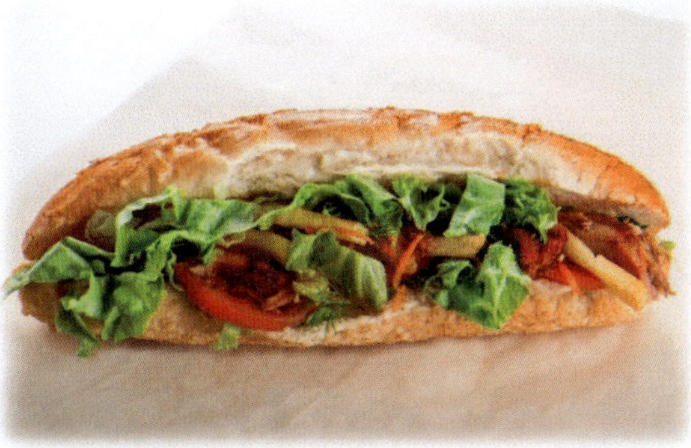

Gemüse waschen, schälen, in grosse Stücke schneiden, auch den Apfel.

Alle Zutaten in eine backofenfeste Form geben und mit Olivenöl beträufeln.

Im Backofen bei 220 Grad (Ober- und Unterhitze) ca. 30 bis 40 Minuten garen.

Dann rausnehmen und mit Schnittlauch garnieren.

Die Schwarzbohnenburger kurz in der Pfanne anbraten. Fertig

Eiweisslieferant—> Schwarzbohnen

Gesunde Kohlehydrate —> Wurzelgemüse, Kartoffeln

Ballaststoffe —> restliches Gemüse, insbesondere Blumenkohl als Verdauungsförderer

Fenchelsalat mit Orangen und Fenchel

Für 2 Personen

240 Gr Fenchel

3 Orangen

1 rote Zwiebel

80 g (kleine Dose) Oliven schwarz ohne Stein

kalt gepresstes Olivenöl

Meersalz

Fenchel waschen und quer in dünne Scheiben schneiden oder mit einem Hobel hobeln. (kannst du auf Amazon oder im Haushaltwarengeschäft kaufen)

Die Orangen schälen und in feine Scheiben schneiden. (Filets)

Hierzu die Orangen erst oben und unten gerade abschneiden, so dass das Fruchtfleisch sichtbar wird.

Dann die Orange komplett schälen inkl. der weissen Haut.

Wer möchte, kann das Orangenfleisch zwischen den feinen Häuten rausschneiden.

Zwiebel schälen und in hauchdünne Scheiben schneiden.

Oliven abtropfen lassen und in dünne Ringe scheiden.

Die Zutaten in eine Schüssel geben, mit Olivenöl beträufeln und mit Meersalz abschmecken.

PS: achte bei den schwarzen Oliven auf hohe Qualität, da schwarze Oliven in Echt nicht wachsen, sondern im nicht gereiften Zustand gewonnen werden und dann in Säure eingelegt werden, die die Gärung hervorruft.
Ich nehme immer grüne Oliven, weil ich von den Schwarzen leider Sodbrennen bekomme.

Gemischter Salat

(wenn’s schnell gehen muss)

1 Kopfsalat

2-3 Cherry-Tomaten

1Scheibe Dinkelbrot

1-2 Karotten

Olivenöl und Balsamico zum Beträufeln. Salz und Pfeffer zum Würzen.

Fertig

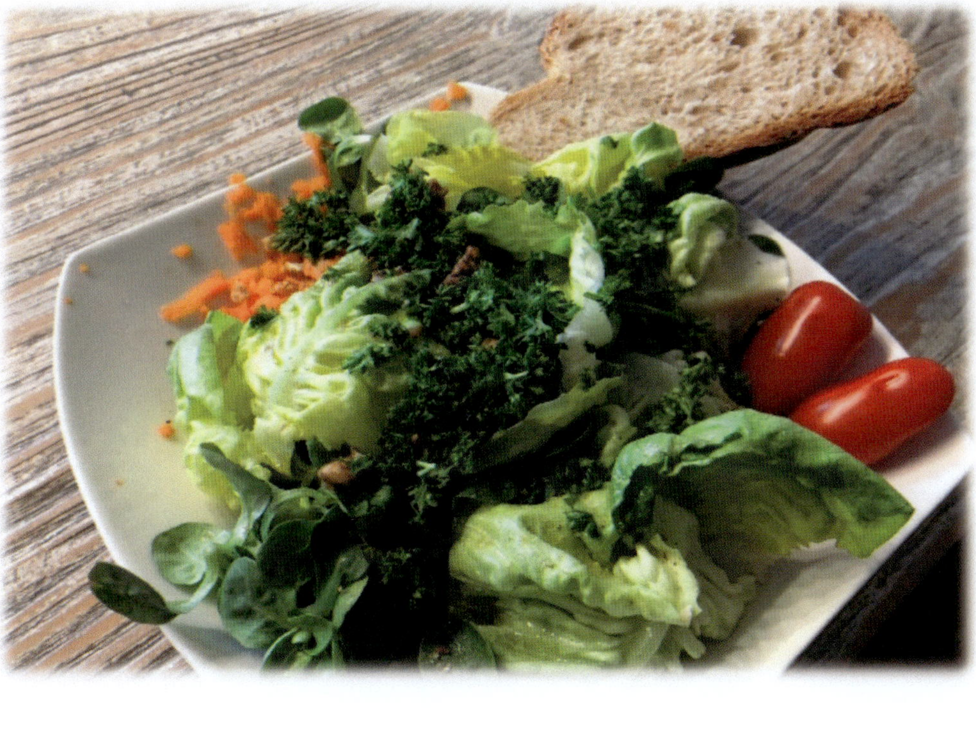

Linsensalat mit Pilzen

Für 4 Personen

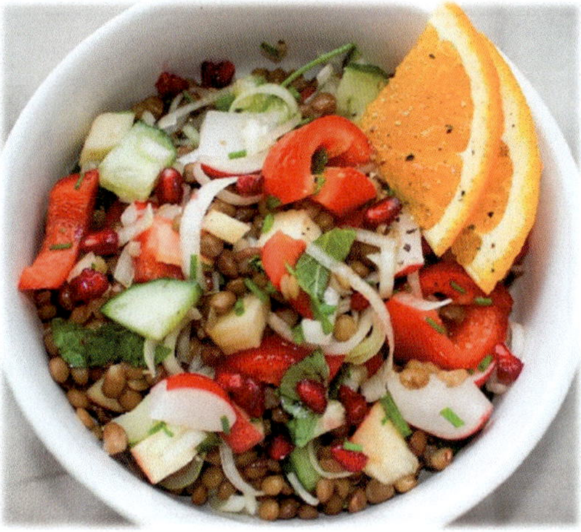

200 g Belugalinsen / Salz

je 1 Bund Schnittlauch und Dill

4 Frühlingszwiebeln

4 EL Apfelessig

3 TL scharfer Essig

1 EL Agavendicksaft

6 EL Walnussöl / Pfeffer

2 Karotten

1 Kohlrabi (300g)

2 Romana - Salatherzen

400 g braune Champignons

Linsen in Wasser 20 Minuten garen. Danach 1 TL Salz zugeben. Weiter 10 Minuten weitergaren. Dann in einem Sieb abgiessen.

Kräuter und Frühlingszwiebeln waschen und trocken schütteln. Vom Dill die Spitzen abzupfen und fein hacken. Schnittlauch und Frühlingszwiebeln in feine Röllchen schneiden. Für das Dressing: Essig, Senf und Agavendicksaft verrühren, 4 EL Öl unterrühren. salzen, pfeffern.

Möhren, Kohlrabi schälen und fein würfeln. Salatherzen waschen, trocken und schleudern. In Streifen schneiden. Pilze putzen, trockenreiben und in dicke Scheiben schneiden. 2 EL Öl erhitzen und die Pilze darin rundherum anbraten, salzen und pfeffern.
Alles mit den Linsen mischen, kurz ziehen lassen und geniessen.

Zucchinischiffchen mit Ciabatta- Pistazien - Füllung

2 Zucchini

1 Zwiebel

2 Knoblauchzehen

90 g Ciabatta (oder ein Kornbrot)

80 g Kirschtomaten

4 schwarze Oliven (wer mag)

1/2 Bund Basilikum

3 EL Olivenöl

1 EL Cashew Mus

Meersalz

schwarzer Pfeffer

10 bis 20 St. geschälte Pistazien

Zubereitung etwa 30 Minuten

Den Backofen auf 220°C Ober- /Unterhitze vorheizen. Die Zucchini waschen, längs halbieren und mit einem Teelöffel oder scharen Messer vorsichtig einen Grossteil des Fruchtfleisches herauslösen.

Das Fruchtfleisch grob hacken. Zwiebel und Knoblauch schälen und fein hacken. Das Ciabatta (oder gesundes anderes Brot) in ca. 1 cm grosse Würfel schneiden.

Die Oliven abtropfen lassen, und in Ringe schneiden. (Dies kann ev. weggelassen werden)

Das Basilikum waschen, trocken schütteln, Blättchen abzupfen. Ein paar Blättchen für die Deko aufbewahren.

2 EL Olivenöl in einer Pfanne erhitzen und die Zwiebeln darin 2 Min. anbraten. Knoblauch dazugeben und eine weitere Minute mit anbraten.

Dann Kirschtomaten und die Zucchinifruchtfleisch dazugeben und 1 weitere Minute mitbraten. Vom Herd nehmen.

Basilikum, Cashew Mus, Brotwürfel und (Oliven) unterheben und mit Salz würzen.

Die Zucchini innen und Aussen mit Olivenöl besteichen und in eine backofenfeste Form legen. Füllung mit dem Löffel in die Hälften verteilen. Backen: 15 - 17 Minuten, Pistazien hacken und die Zucchini damit bestreuen. Mit Basilikumblättern garnieren.

TIPP: Zur Verkleinerung von Nüssen einfach ganze Nüsse in ein Plastiksäckchen geben und mit dem Nudelholz, dem Schnitzelklopfer oder Absatzschuhen klein machen.

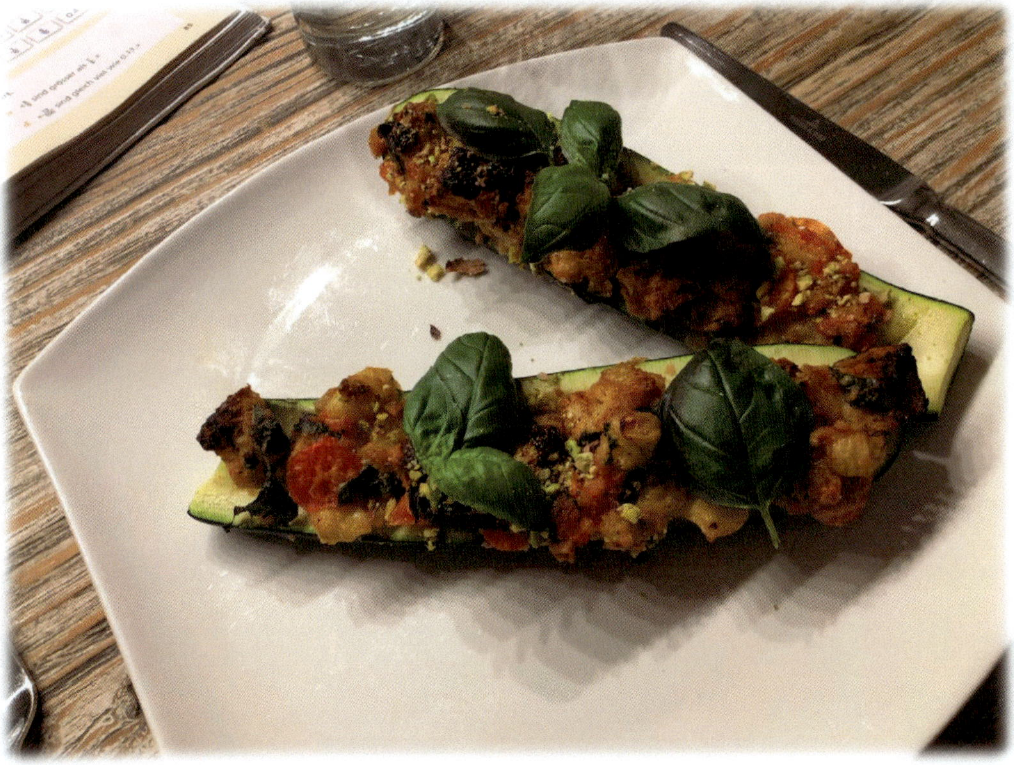

Focaccia mit Meersalz und Rosmarin

für 2-3 Personen

250 ml lauwarmes Wasser

1 EL Zucker (kann je nach Geschmack weggelassen werden)

1/2 Würfel Hefe, zerbröckelt

400 g Mehl

1TL Salz

2 EL Olivenöl, kaltgepresst

grobes Meersalz

frischer Rosmarin

4 EL Mehl mit dem Wasser und dem Zucker glattrühren. Hefe dazugeben, glattrühren und 5 Min. gehen lassen. Restliches Mehl und Salz mischen, die Hefemischung und Olivenöl zugeben, alles an einem warmen Ort zugedeckt 30 Minuten gehen lassen.

Den Teig nochmals durchkneten und weitere 30 Minuten gehen lassen.

Den Backofen auf 220°C (Umluft) vorheizen und den Teig in 4 Portionen teilen, runden Fladen formen und auf 2 mit Backpapier belegte Bleche verteilen. Teigfladen mit Olivenöl besteichen und Meersalz streuen. Nach Belieben kann Rosmarin und grobes Meersalz gestreut werden.

20 Minuten knusprig backen und geniessen.

In unserem Beispiel habe ich einen Tomaten-Gurken-Feta-Kopfsalatherzen Salat gemacht und die Sommersandwiches damit gefüllt.

TIP: Focaccia können mit beliebiger Füllung gefüllt werden. Auch mit Hummus. Passend zu Salaten aller Art.

Rohkostsalat mit Humusdressing

100 g geraffelte Karotten

200 g Weisskohl in Streifen

6 Radieschen in Scheiben geschnitten

200 g Jungspinatsalat

50 g Tofu oder Seidentofu

2 Frühlingszwiebeln mit Grün in Ringe geschnitten

3 EL Hummus mit etwas Zitronensaft, Olivenöl, Wasser, Salz und Pfeffer mixen und über die Rohkost geben. Fertig.

Abends

Frühkartoffeln mit Spargeln an Mandeltraum

beliebig viele Spargeln

500 g Frühkartoffeln mit Schale

Petersilie glatt

2 Knoblauchzehen

1 Zwiebel

2 EL Olivenöl

frische Kräuter

Salz

Pfeffer

Mandelmus im Glas

Alles waschen, den holzigen Teil der Spargel entfernen und im Salzwasser kochen.

Kartoffeln waschen, und mit der Schale im Wasser garen. (oder im Dampfkochtopf)

Sauce:

Knoblauch, Zwiebeln und frische Kräuter im Olivenöl anbraten und dann garen.

Die Mandelcreme glatt pürieren mit 4 dl Wasser.

Auf vorgewärmten Tellern anrichten und mit Petersilie garnieren.

Guten Appetit.

Tipp: passend ist eine kleine Portion Rucola Salat (s. Bild)

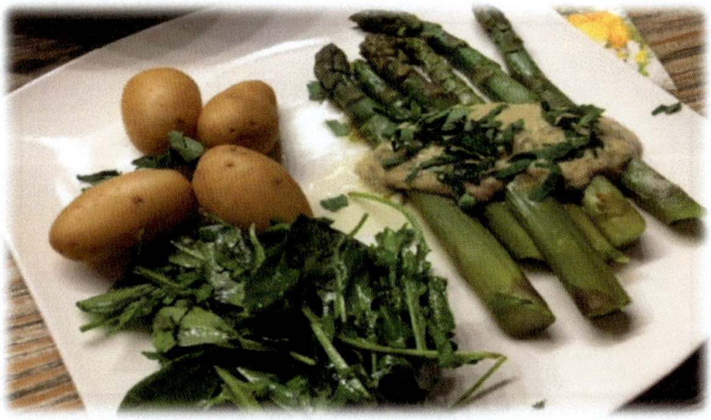

Spargeln mit Frühkartoffeln und Tofu Schnitzel im Sesammantel

Für 2-3 Personen

500 g Frühlingskartoffeln

1 bis 2 Bund weißer oder grüner Spargel

Black Forest Tofu

Sesam ganz

Gewürz nach Geschmack

Kräuter zur Garnitur, kaltgepresstes Olivenöl oder Kokosöl

Kartoffeln waschen, mit Schale im Wasser garen.

Spargel waschen, schälen, und beim Knackpunkt brechen, wie im Foto. Sie bricht genau da, wo die Spargel beginnt „holzig" zu werden.

Dann den vorderen Teil der Spargel im Salzwasser kochen bis sie gar ist.

Tipp: Vom Rest (Spargelabfall) kannst du eine Spargelcremesuppe machen, anstelle wegschmeißen. Die ausgekochten Spargeln jedoch nicht essen, da das Holzige nicht weg geht.

Tofu in ca. 7 mm dicke Scheiben schneiden, mit Wasser abspülen und mit dem Sesam panieren.

Dann kurz in Kaltgepresstem Olivenöl oder Kokosöl anbraten und zu den Spargeln mit den Kartoffeln genießen.

Wenn du magst, kannst du eine Bernaise Sauce (ohne Zucker, ohne E-Stoffe!!!) dazu essen.

Lauchcurry mit Pilzen und Currypaste

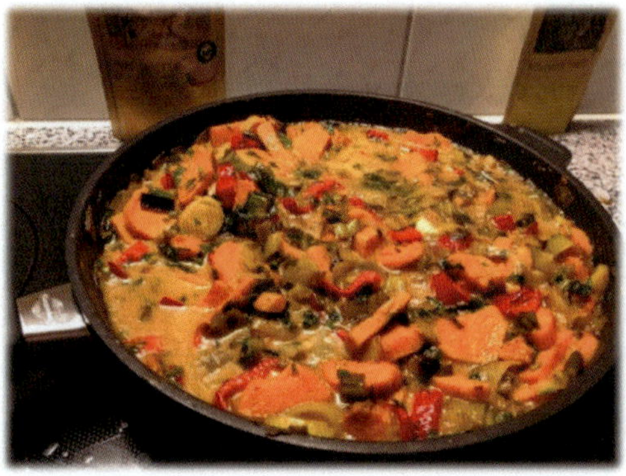

Für 4 Personen

Zubereitungszeit: 45 Minuten

1 Stange Lauch

250 g Champignons

400 g Süsskartoffeln

1 rote Paprikaschote

400 ml Kokosmilch (aus der Dose) ¦ Salz

40 g frischer Ingwer ¦ 2 Knoblauchzehen

je ein Bund Basilikum und Koriandergrün

2 Stiele Minze ¦ 1 Bio - Zitrone

1 EL Agavendicksaft

1 TL Currypulver

1. Lauch putzen, in Ringe schneiden, waschen und abtropfen lassen. Pilze putzen, trocken abreiben und halbieren. Süsskartoffeln schälen, längs vierteln und in Scheiben schneiden. Paprika längs vierteln und in Scheiben schneiden. Paprika längs halbieren, entkernen, waschen und in Streifen schneiden.

2. Kokosmilch und 200 ml Wasser mit etwas Salz zum Kochen bringen. Pilze, Paprika und Kartoffeln darin bei mittlerer Hitze zugedeckt 4 Min. köcheln lassen, Lauch dazugeben und 6 Min. weitergaren.

3. Inzwischen den Ingwer und Knoblauch schälen und fein hacken. Kräuter waschen, trocken schütteln und die Blätter abzupfen. Zitrone heiss waschen, abtrocknen, die Schale abreiben und den Saft auspressen, Knoblauch, Ingwer, Kräuter, Agavendicksaft, 2 EL Zitronensaft, Zitronenschale und Curry in einen Becher füllen, mit dem Pürierstab pürieren.

Die Paste zum Gemüse geben, 1 Minute ziehen lassen. Das Curry mit Salz und übrigen Zitronensaft. Dazu passt Basmatireis oder schwarzer Reis.

Grünkern Sellerie Puffer (zum Mitnehmen)

für 2 Personen

1/4 l Gemüsebrühe

100 g Grünkernschrot

100 g Knollensellerie

1 Schalotte

1/2 Bund Petersilie

1 Ei und 1 Eigelb (kann weggelassen werden) dafür 1 EL Mandelmehl

2 EL feine Vollkorn -Haferflocken

Salz ¦ Pfeffer

2 EL Rapsöl

300 g Sojajoghurt

2 TL geriebener Meerrettich

Die Brühe aufkochen, den Schrot einstreuen und bei milder Hitze 10 Minuten köcheln.

Den Sellerie putzen, schälen und grob raspeln. Die Schalotte abziehen, fein würfeln. Die Petersilie waschen, trockenschütteln, die Blättchen abzupfen und fein hacken.

Ei und Eigelb (oder Mandelmehl) Haferflocken, Sellerie, Schalotte und Petersilie unter den Grünkernbrei ziehen. Salzen, Pfeffern und zu kleinen Puffern formen.

Das Öl in einer grossen Pfanne erhitzen. Die Puffer darin portionsweise von jeder Seite ca. 3 Minuten braten. Auf Küchenpapier etwas abtropfen lassen.

Den Joghurt mit Meerrettich, Salz und Pfeffer verrühren. Zu den Puffern geniessen.

Reis-Avocado-Salat

für 2 Personen

80 g parboiled Naturreis

200 ml Gemüsebrühe

1 rote Paprikaschote

30 g Rucola

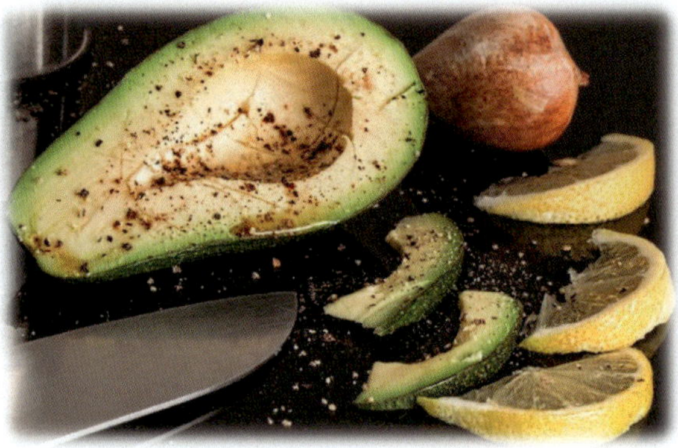

1/2 reife Avocado

2 EL Limettensaft

1 TL Chili sauce

Salz

Pfeffer

2 EL Olivenöl

4 EL Sojajoghurt

Den Reis in der Brühe 10 Min. zugedeckt köcheln lassen. Abgiessen und abkühlen lassen.

Die Paprika putzen, waschen und fein würfeln. Den Rucola verlesen und hacken. Das Avocado Fruchtfleisch aus der Schale löffeln, würfeln und mit 1 EL Limettensaft beträufeln.

1 EL Limettensaft, Chilisauce, Salz und Pfeffer und Öl verrühren. Unter den Reis mischen, das Gemüse unterheben und den Joghurt darauf geben.

Falafel mit Sesam-Sauce

100 g getrocknete Kichererbsen

2 kl Frühlingszwiebeln

2 Knoblauchzehen

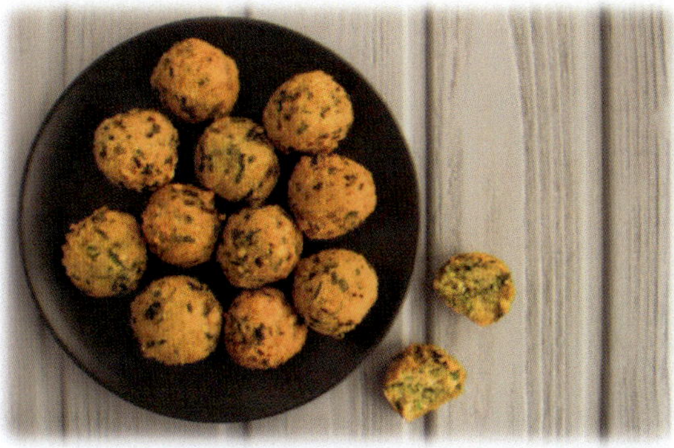

1/2 Bund Petersilie

2 TL gemahlener Koriander

1 TL gemahlener Kreuzkümmel

1/2 TL Cayennepfeffer

Salz ¦ 3 EL Rapsöl

1/2 Zitrone, Pfeffer

1 EL Tahin (Sesampaste)

150 g Soja - oder Nussjoghurt deiner Wahl

Die Kichererbsen waschen und in reichlich Wasser ca. 12 Stunden quellen lassen.

Am Tag der Zubereitung die Frühlingszwiebeln putzen, waschen und in feine Ringe schneiden. Den Knoblauch abziehen, grob hacken.

Die Petersilie waschen, trockenschütteln, die Blättchen abzupfen und hacken.

Die Kichererbsen abtropfen lassen, die Frühlingszwiebeln, Knoblauch und Petersilie pürieren. Mit Koriander, Kreuzkümmel, Cayennepfeffer und Salz würzen. Mit angefeuchteten Händen 10 wallnussgrosse Bällchen formen und im ÖL 5 Minuten rundherum braun anbraten.

Die Zitrone auspressen, Saft mit Salz, Pfeffer, Tahin (Sesampaste) und Joghurt verrühren. Zu den Falafels essen.

Zum Mitnehmen: Falafel und Sesamsauce getrennt transportieren.

TIPP: Schneller gehts, wenn du die Kichererbsen gekocht aus dem Glas oder der Konservendose verwendest.

Passt hervorragend zu Salat oder einfach zum Mitnehmen.

Nudelsalat mit Brokkoli

Für 4 Personen / 30 Minuten Zubereitung

400 g Penne ¦ Salz ¦ 500 g Brokkoli (ersetzend Urdinkel-Pasta)

4 EL frisch gepresster Zitronensaft

1 EL Agavendicksaft ¦ 6 EL Olivenöl

1 Knoblauchzehe ¦ Pfeffer

4 EL Mandelstifte

2 EL Kapern (aus dem Glas)

4 EL Semmelbrösel ¦ 1 EL gehackte Petersilie

1 TL Kräuter der Provence

1/2 TL edelsüsser Paprikapulver

(ev. Tomaten - je nach Geschmack)

Penne gemäss Packung bissfest garen. (al dente) Derweilen den Brokkoli putzen, Stiel entfernen, Röschen schneiden und in Salzwasser garen.

Penne und Brokkoli jeweils in ein Sieb abgiessen, abschrecken und abtropfen lassen.

Dressing: Zitronensaft, Agavendicksaft und 2 EL Olivenöl verrühren. Knoblauch schälen und dazu pressen. Salzen und pfeffern.

Mandelstifte in einer Pfanne ohne Fett hellbraun rösten. Penne, Brokkoli, Mandeln und abgetropfte Kapern in einer Schüssel mit dem Dressing mischen.

4 EL Öl in einer Pfanne erhitzen und die Semmelbrösel darin hellbraun anrösten. Petersilie, Kräuter der Provence und Paprikapulver unterrühren. Die Brösel über den Salat geben. Alles mischen und mit Salz und Pfeffer abschmecken. Auf Teller verteilen und geniessen.

TIP: Semmelbrösel weglassen und durch Urdinkel- Brot ersetzen.

TIP2: Nach Geschmack kann etwas Tomate und Maiskörner dazugegeben werden. Das Auge isst schliesslich mit.

Champignon - Nudeln

100 g Vollkornnudeln (zB. Penne)

Salz ¦ 200 g kleine Champignons

150 g Kirschtomaten ¦ 1/2 Bund Petersilie

2 EL Olivenöl

Pfeffer, 2 EL Mandelcreme

Die Nudeln in Salzwasser bissfest garen.

Abgiessen und abtropfen lassen. Die Pilze putzen, eventuell halbieren. Die Tomaten waschen und halbieren. Die Petersilie abbrausen, trockenschütteln, die Blättchen abzupfen und hacken.

Das Öl in der Pfanne erhitzen, die Pilze in 1-2 Minuten goldbraun anbraten.

Salzen, pfeffern, Mandelcreme Nudeln und Tomaten und Petersilie untermischen.

Fertig - in einem Weck Glas aufbewahren und als Salat mitnehmen. Am besten eignen sich 3 dl Gläser (Inhalt)

TIPP: Dieser Salat eignet sich, die doppelte Menge vorzukochen, und so den Tag zu erleichtern

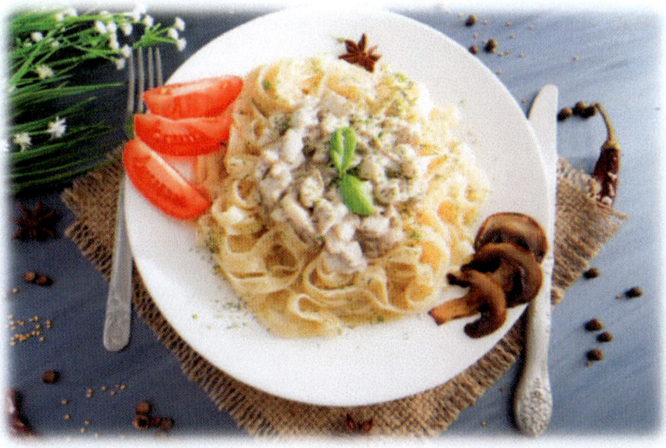

Buntes Samenbrot mit Zwiebeltraum

Für 1 Brot (16 Scheiben)

Zubereitungszeit: 50 Minuten

Zubereitung: für Menschen mit Geduld! Es dauert.

TIPP: lass Ei und Frischkäse weg und ersetze es mit pflanzlichen Zutaten

2 Schalotten

2 EL Kokosöl

200 g körniger Frischkäse (besser: Mandelcreme oder Sojafrischkäse)

2 EL Apfelessig

5 Eier oder 5 EL Eierersatz (zB. Sojamehl)

100 g geschälte Mandeln

50 g geschälte Hanfsamen

50 g Sonnenblumenkerne

50 g Chia-Samen

50 g Leinsamen (wenn möglich geschrotet)

40 g Kokosmehl

1 TL Salz

3 EL Backpulver

1 Kastenform (ca. 25 x 11cm)

1 Die Schalotten schälen und in kleine Würfel schneiden. Das Kokosöl in einer Pfanne erhitzen und die Schalotten darin glasig dünsten, dann vom Herd ziehen und vollständig abkühlen lassen.

Den Backofen auf 175° C vorheizen. Die Kastenform mit Backpapier auslegen.

Den Frischkäse oder Sojafrischkäse mit dem Apfelessig und den Eiern verrühren. In einer zweiten Schüssel die gemahlenen Mandeln mit den Hanfsamen, den Sonnenblumenkernen, den Chia - Samen, den Leinsamen, dem Kokosmehl, dem Salz und dem Backpulver vermengen. Die Schalotten und die Frischkäse (oder Sojanade) - Ei (oder kein-Ei) unterrühren.

Den Teig in die vorbereitete Form geben, glattstreichen und in ca. 50 Min. im vorgeheizten Ofen (Mitte) goldbraun backen. Falls das Brot stark bräunt, rechtzeitig mit Alufolie abdecken. Die Stäbchenprobe machen, das fertige Brot aus dem Ofen nehmen, aus der Form auf ein Gitter stürzen und abkühlen lassen.

Snack

Macadamia – Nüsse

Sie haben am wenigsten Kalorien und sind sehr bekömmlich. Mit 4-5 Nüssen pro Snack bist du gut bedient. Der Nachteil: Macadamia – Nüsse sind etwas kostspielig.

Datteln

Datteln süssen auf natürliche Weise, ohne Zucker zu dir zu nehmen. Datteln nehmen den kleinen Hunger und haben einen positiven Einfluss auf die Verdauung.

Sojayoghurt oder Nussjoghurt mit Früchten

Geniesse 2-3 Löffel Soja oder Nussjoghurt zusammen mit einer Handvoll frischen Früchten zwischendurch. Kaufe dir Joghurt, welches nicht gezuckert ist.

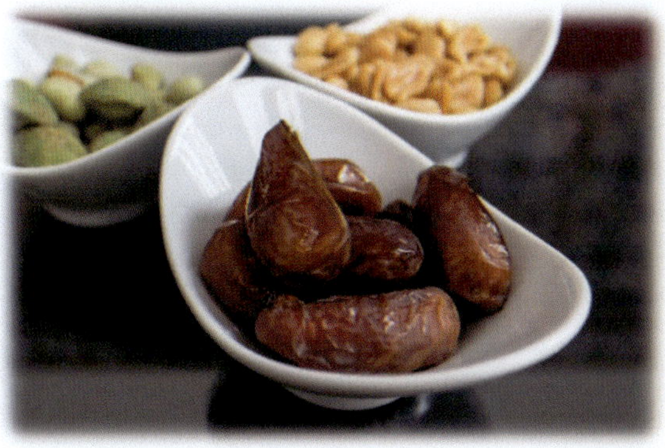

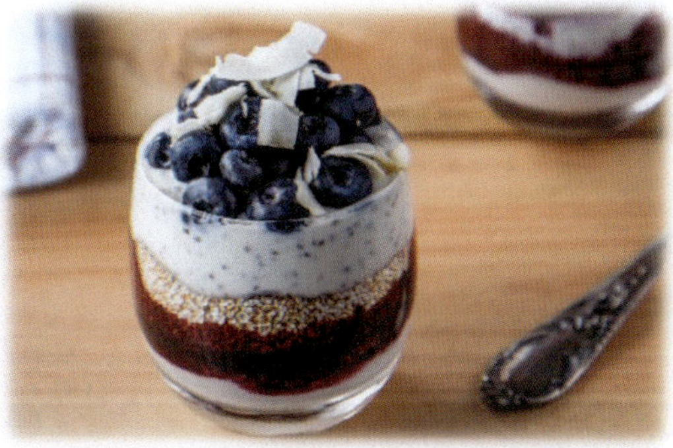

Smoothies

Stoffwechsel (Smoothie – Tage)

Der Stoffwechsel bildet die Grundlage all unserer Körperfunktionen. Wird er angeregt, fördert das die Durchblutung und wir fühlen uns voller Energie. Mit zunehmendem Alter aber lässt man alles langsamer angehen.

Auch der Stoffwechsel verlangsamt sich, und es werden weniger Kalorien verbrannt. Wer seine Ernährung nicht darauf einstellt, nimmt zu. Jetzt ist es wichtig, sich regelmässig zu bewegen, ausreichend zu schlafen und hochwertig zu essen. Mit diesen Smoothie - Tagen bringst du deinen Stoffwechsel wieder auf Trab.

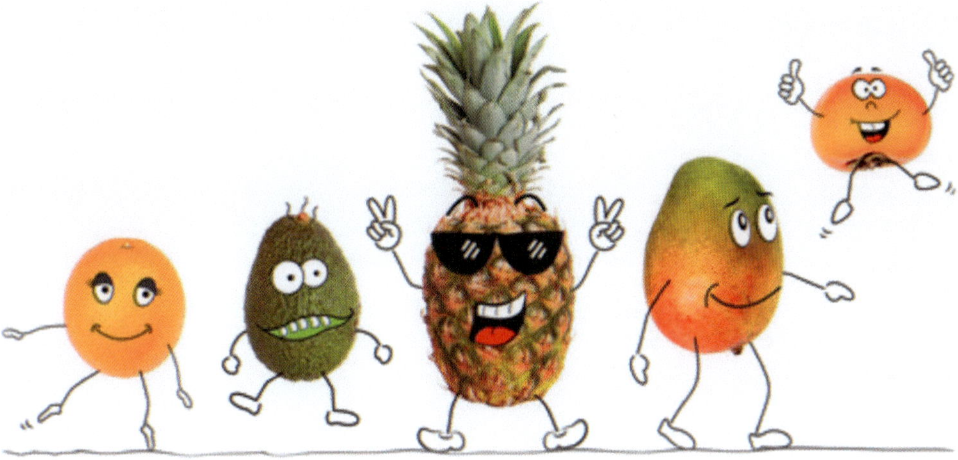

Goodmorning-Smile-Smoothie (auch für Morgenmuffel ganz stressfrei)

Salatherzen

10 Erdbeeren

1 Kiwi

1 Limette

Ein paar Federkohlblätter

Zitronensaft einer halben Zitrone

alles schälen, zerkleinern

mit ca. 200 bis 400 ml Leitungswasser mixen (zb. mit einem Bamix) siehe Foto unten.

Wem's zu sauer ist, kann etwas Dattelsirup oder eine andere natürliche Süsse hinzugeben. Oder 1 TL Kokosfett, um das Ganze sämig werden zu lassen.

--> Fertig und geniessen.

Tipp: Esse nach diesem Drink etwa 4 Stunden nichts und trinke zwischendurch ungesüssten Tee oder Leitungswasser.

Smoothie1 (Digestivo) um 08.00h

2 Handvoll Grünkohl

1 Möhre

1 grüner Apfel, entkernt (Granny Smith)

1 roter Apfel, entkernt

1 Papaya geschält und entkernt

Grünkohl, Möhre, Äpfel und Papaya mit 300 bis 500a ml. Wasser im Mixer (Bamix s. Foto) pürieren. Das Püree in ein feines Sieb giessen und mit einem Kochlöffel oder Teigschaber gut ausdrücken.

Wer mag, kann das Sieben weglassen und den Smoothie mit allem "guten" Trinken. Ev. ist aber mehr Wasser nötig.

--> fördert die Verdauung
--> hydrierend
--> unterstützt die Leberfunktion

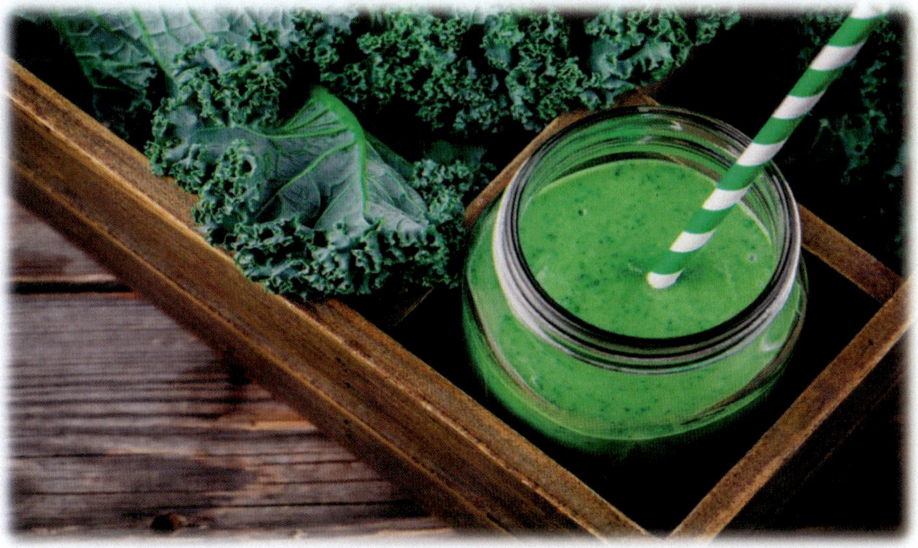

Detox – Drink mit Zitrone und Limette: 11.00

Saft von ½ Zitrone

Saft von ½ Limette

1 Prise Cayennepfeffer

Ingwer nach Gutdünken (zu Beginn etwa 30 Gramm)

1 TL Agavendicksaft

Zitrussaft, Cayennpfeffer, Ingwer und Agavendicksaft pürieren und mit 300 ml Leitungs- oder Filterwasser fein pürieren. Hier empfiehlt es sich, den Saft nicht abzusieben, sondern püriert zu trinken.

--> Stoffwechsel

--> fördert die Durchblutung

--> reinigend

Smoothie 2 (Pfirsich-Möhre) etwa um 13.00

2 mittelgrosse Möhren

1/4 Gurke

2 Pfirsiche, entsteint

1 Handvoll Spinat

Möhren, Gurke, Pfirsiche und Spinat mit 300 bis 500 ml Wasser im Mixer glatt pürieren. Das Püree durch ein feines Sieb giessen und mit einem Kochlöffel oder Teigschaber gut ausdrücken.

--> senkt den Cholesterinspiegel

--> unterstützt die Leberfunktion

--> Reich an Vitaminen

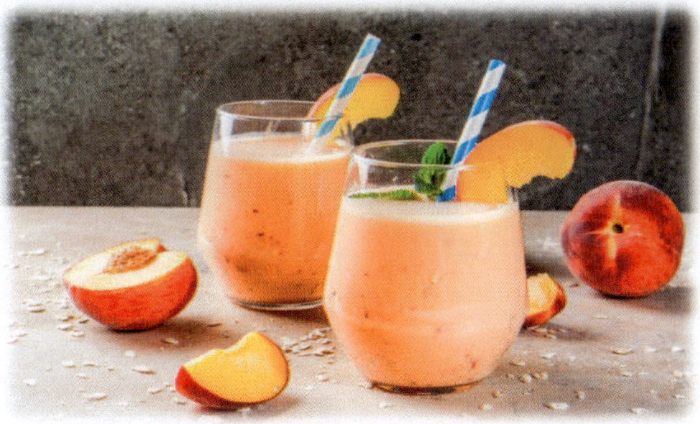

Smoothie 3 (Cholesterinbremse) etwa um 15.00

1 Handvoll Grünkohl

1/2 Romana-Salat

1 Limette, geschält

1 Kiwi, geschält

10 Erdbeeren, entkelcht (grünes Zeug weg)

Grünkohl, Salat, Limette, Kiwi und Erdbeeren mit 200 ml Wasser im Mixer glattpürieren. Das Püree in ein feines Sieb giessen und mit einem Kochlöffel oder Teigschaber gut ausdrücken.

--> fördert die Gehirntätigkeit

--> kräftigend

--> Reich an Vitaminen

Etwas Zimt (Messerspitze) in diesem Smoothie schmeckt ganz lecker und nimmt dir das Hungergefühl.

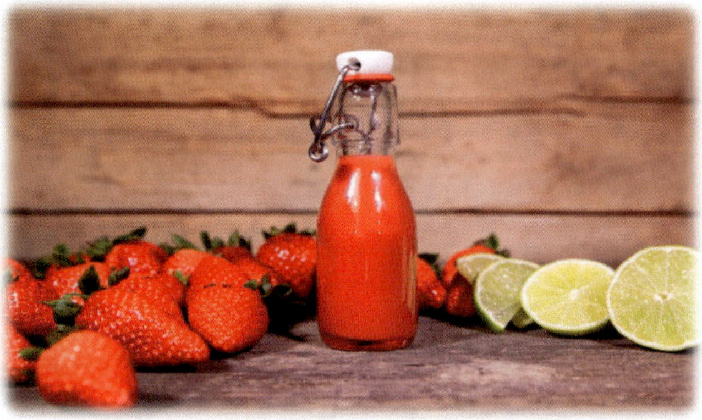

Smoothie 4 (Leinöl - Traube) um 17.00h

2 Selleriestangen

1 kleine Rispe Weintrauben

1 EL Leinöl

1/2 Fenchelknolle

5 Petersilienblätter (glatt oder gekraust)

Sellerie, Trauben, Leinöl, Fenchel und Petersilie mit 300 ml Wasser im Mixer pürieren. Das Püree durch ein feines Sieb giessen und mit einem Kochlöffel oder Teigschaber gut ausdrücken.

Dieser Smoothie schmeckt nicht total, ist aber enorm bekömmlich und wirkt unglaublich. Je nachdem wie viel Leinöl reingegeben wird, schmeckt er mehr oder weniger nach diesem Öl.

--> entgiftend

--> entzündungshemmend

--> reguliert die Verdauung

Tipp: Wenn du sehr Hunger hast, kannst du eine Gemüsebrühe dazu trinken/essen. Auch gekochtes Gemüse schadet nicht.

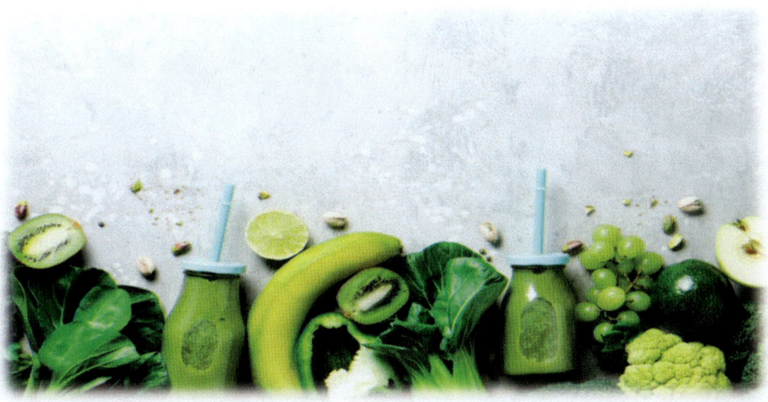

Smoothie 5 (Fenchel-Mandel) etwa 19.30h

➔ Letzter Smoothie vor dem Schlafen gehen

30 gr. Mandeln, geschält

30 gr. Pistazienkerne

30 gr. Cashewkerne

2 Medjol - Datteln, entsteint (oder andere Dörrdatteln ohne Zuckermantel!!!)
1/2 TL gemahlener Zimt

2 Kardamomkapseln (im Reformhaus oder Bio-Markt)

1 TL Fenchelsamen

Mandeln, Pistazien, Cashewkerne und Datteln mit 300 ml Wasser im Mixer cremig pürieren.

Das Püree in ein feines Sieb giessen und mit dem Kochlöffel oder Teigschaber gut ausdrücken.

Den Smoothie in einem Topf mit Zimt, Kardamom und Fenchel mischen und bei schwacher Hitze etwa 5 Minuten erwärmen. Durch ein Sieb giessen und sofort geniessen.

--> beruhigend

--> blutbildend

--> stärkt das Immunsystem

Tipp: Dieser Smoothie ist der Letzte am Tag und du solltest ihn geniessen. Du kannst die Smoothie- Tage beliebig einlegen, je nachdem, wie sich deine Verdauung anfühlt, einfach wiederholen, solange der Stuhlgang nicht weich ist. Wichtig ist, dass du ohne Hunger ins Bett gehst. Dies kannst du regulieren, indem du etwas mehr Zimt reingibst.

Die besten Zutaten für den Stoffwechsel

Apfel & Birne

Beide sind reich an Ballaststoffen und machen schön satt. Zudem enthalten sie Fruktose, die den Stoffwechsel anregt.

Haferflocken

Die Flocken werden aus dem vollen Getreidekorn hergestellt. Sie enthalten wertvolle Nährstoffe und komplexe Kohlehydrate, (jene, die lang im Darm bleiben und dich sättigen) die den Stoffwechsel ankurbeln und den Insulinspiegel stabilisieren.

Durch die gleichmässige Energieabgabe wird verhindert, dass der Körper Fettreserven anlegt.

Cayennepfeffer

Scharfe Gewürze wie Cayennepfeffer regen Stoffwechsel und Durchblutung an. Der Inhaltsstoff Capsaicin stimuliert zudem die Schmerzrezeptoren des Körpers.
Dadurch wiederum werden Kreislauf und Stoffwechselfunktionen beschleunigt.

Smoothie (Stoffw 1) Banane - Hafer (ca. 08.00)

2 EL Haferkleie

2 gr veganes Naturejoghurt (zB. Kokosjoghurt)

1 EL Kokosöl

1 Medjol Dattel, entsteint

1 Banane, geschält

Alle Zutaten mit 200 ml Wasser im Mixer cremig pürieren.

Dieser Smoothie sorgt für einen ausgeglichenen Blutzuckerspiegel.

--> senkt den Cholesterinspiegel

--> fördert die Verdauung

--> verjüngend

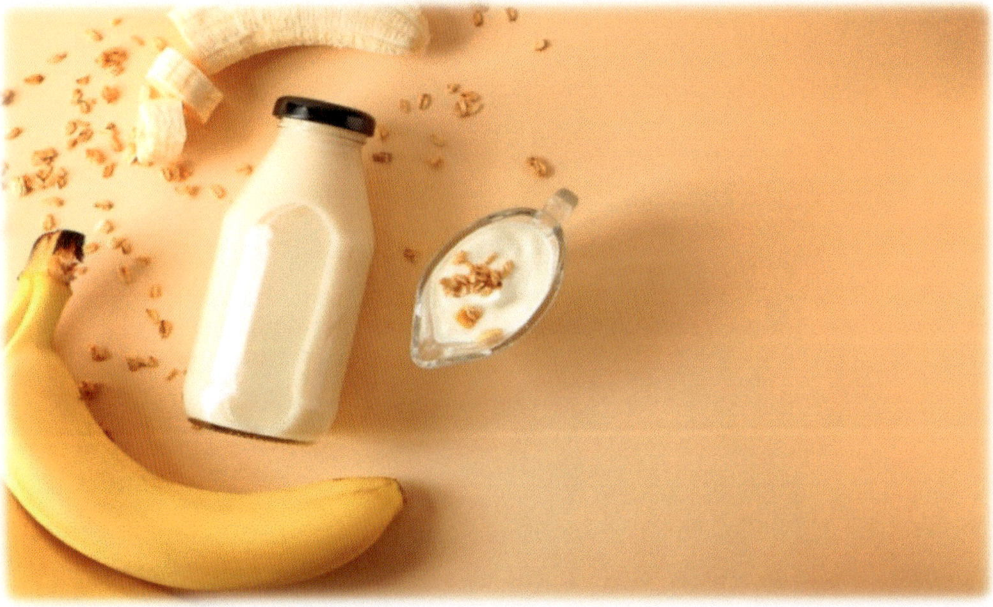

Detox – Drink mit Zitrone und Limette: 11.00

Saft von ½ Zitrone

Saft von ½ Limette

1 Prise Cayennepfeffer

Ingwer nach Gutdünken (zu Beginn etwa 30 Gramm)

1 TL Agavendicksaft

Zitrussaft, Cayennepfeffer, Ingwer und Agavendicksaft pürieren und mit 300 ml Leitungs- oder Filterwasser fein pürieren. Hier empfiehlt es sich, den Saft nicht abzusieben, sondern püriert zu trinken.

--> Stoffwechsel

--> fördert die Durchblutung

--> reinigend

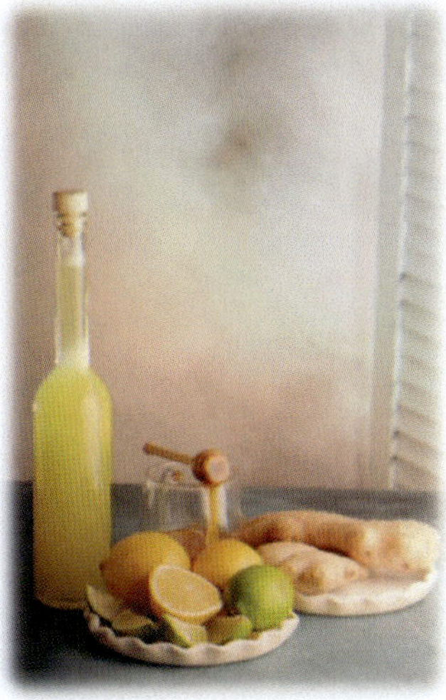

Smoothie (Stoffw.3) Knochenkraft

3 Handvoll Grünkohl

1 kleine Rispe Weintrauben

2 Birnen, entkernt

Alle Zutaten mit 200 ml Wasser im Mixer glatt pürieren. Das Püree durch ein Sieb giessen und mit einem Kochlöffel oder Teigschaber gut ausdrücken.

Dieser Smoothie ist reich an Vitamin K. Er stärkt die Knochen, reduziert die Ablagerung von Kalzium im Gewerbe und unterstützt das Nervensystem.

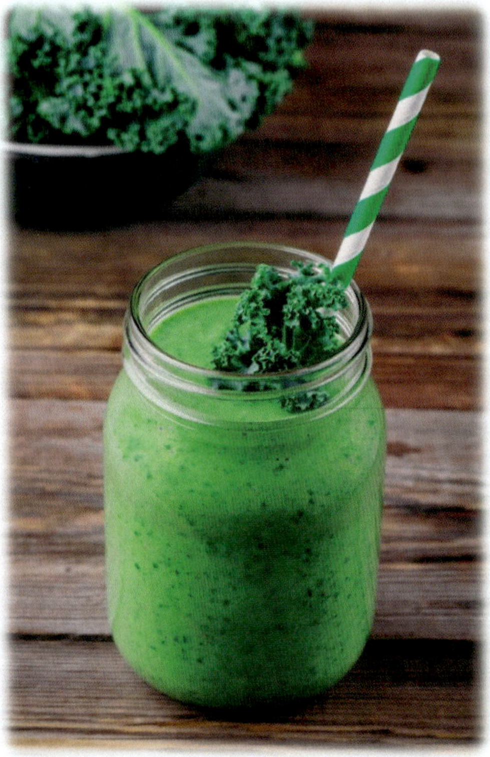

Smoothie (Stoffw. 4) grüne Frische

5 Brokkoliröschen

1 Handvoll junger Blattspinat

1 Bio-Limette, geschält oder gepresst

2 Birnen entkernt

Alle Zutaten mit 300 ml Wasser im Mixer glatt pürieren. Das Püree durch ein Sieb giessen und mit einem Kochlöffel oder Teigschaber gut ausdrücken.

Reichlich Flavonoide machen diesen Saft zu einem wahren Jungbrunnen für deine Haut.

--> reguliert den Blutdruck

--> verbessert die Blutqualität

--> entzündungshemmend

Tipp: Um Zeit zu sparen, kannst du den Limettensaft auch im Glasfläschchen kaufen und sparst durch das die Zeit, die du zum Auspressen benötigen würdest.

Smoothie (Stoffw. 5) Möhrendrink / etwa um 17.00h

1/4 Gurke

1 Limette, geschält

2 Selleriestangen

1 Möhre

6 Clementinen, geschält

1 Prise Cayennpfeffer

Alle Zutaten mit 500 ml Wasser im Mixer glatt pürieren. Das Püree durch ein Sieb giessen und mit einem Kochlöffel oder Teigschaber gut ausdrücken.

Dieser fruchtige Drink regt die Durchblutung an und stärkt das Herz. (Ideal zum Sport)

--> entzündungshemmend

--> Reich an Vitaminen

--> Stoffwechsel

Tipp: Wenn du diesen Drink mit zum Sport nimmst, kannst du ihn mit einem Löffel Kokosfett und/oder Nüssen ergänzen, damit du mehr Power hast.

Smoothie (Stoffw. 6) Vanille-Chai-Latte

2 Medjol - Datteln, entsteint

1 EL Kokosöl

2 Tropfen Vanilleextrakt oder 1 Msp. Vanillemark

1 TL Kakao Nibs (Rohkakao - Flocken)

75 g Cashewnüsse

1 Teebeutel Chai – Tee

Alle Zutaten, **AUSSER DEM TEEBEUTEL**, mit 400 ml Wasser im Mixer cremig pürieren. Das Püree in ein feines Sieb giessen und mit einem Kochlöffel oder Teigschaber gut ausdrücken.
Den Smoothie mit dem Teebeutel in einen Topf geben und 3-4 Minuten erhitzen.

Geniessen!

Tipp: nach diesem Drink bald schlafen gehen.

Stress-Blocker Smoothies

Gute-Laune-Drink: Smoothie 1

1 Banane, geschält

200 g Naturjoghurt (wenn möglich Sojajoghurt oder Nuss Jogurt verwenden)

1 EL Mandelmus

1 Medjol - Dattel, entsteint

1/2 TL gemahlener Zimt

Banane, Joghurt, Mandelmus, Dattel und Zimt mit 50 ml. Wasser im Mixer cremig pürieren. Das Püree in ein feines Sieb giessen und mit einem Kochlöffel oder Teigschaber gut ausdrücken.

Der cremige Drink ist reich an Tryptophan. Diese essenzielle Aminosäure wird im Körper in den natürlichen Stimmungsaufheller Serotonin umgewandelt.

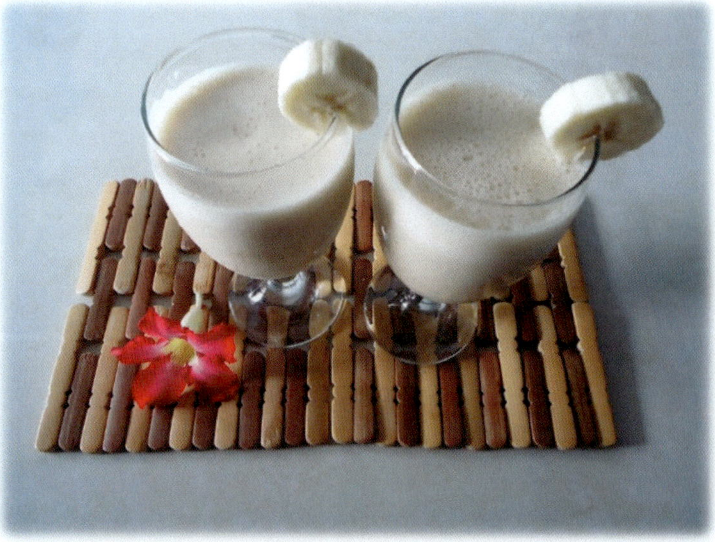

Cool-Down Smoothie 2

2 Selleriestangen

2 Handvoll Grünkohl

1 TL Honig

1 grüner Apfel, entkernt

1/2 Zitrone, geschält

1/2 Gurke

Gemüse, Honig, Apfel, Zitrone und Gurke mit 150 ml. Wasser im Mixer glatt pürieren. Das Püree in ein feines Sieb giessen und mit einem Kochlöffel oder Teigschaber gut ausdrücken.

Geniesse den Smoothie am besten nach dem Sport. Er gleicht den Elektrolythaushalt aus und d versorgt den Körper mit Flüssigkeit und Mineralien.

--> Antistress

--> verbessert die Blutqualität

--> reich an Vitaminen

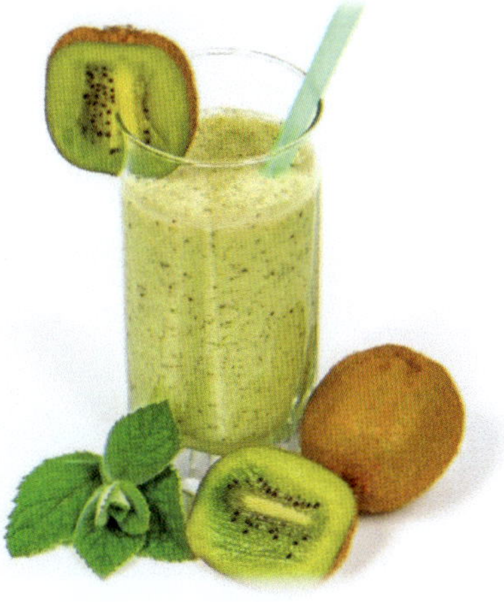

Coco - Kohl: Smoothie 3

2 Handvoll Grünkohl

4 Blätter Mangold mit Stiel

250 ml Kokoswasser

1 Kiwi, geschält

2 Selleriestangen

Tipp: Gib einen Löffel Kokosöl dazu.

Grünkohl, Mangold, Kokoswasser, Kiwi und Sellerie im Mixer glatt pürieren. Das Püree in ein feines Sieb giessen und mit einem Kochlöffel oder Teigschaber gut ausdrücken.

Der kräftig grüne Kokos- Drink ist reich an Nährstoffen und reguliert den Blutzuckerspiegel.

--> Antistress

--> hydrierend

--> Stoffwechsel

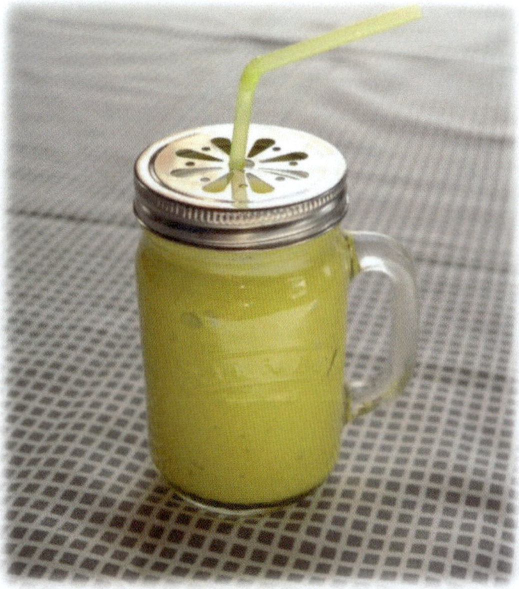

Ananas-Spinat: Smoothie 4

2 Selleriestangen

einige Petersilienblätter

1/2 Ananas, geschält und gewürfelt

2 Handvoll Spinat

Sellerie, Petersilie, Ananas und Spinat mit 50 ml. Wasser im Mixer glattpürieren. Das Püree in ein feines Sieb giessen und mit einem Kochlöffel oder Teigschaber gut ausdrücken.

Der Smoothie ist sehr reich an Antioxydantien und erhöht den Sauerstoffgehalt des Blutes.

Tipp: Smoothie am Nachmittag geniessen.

--> entwässernd

--> verjüngend

--> vitalisierend (super)

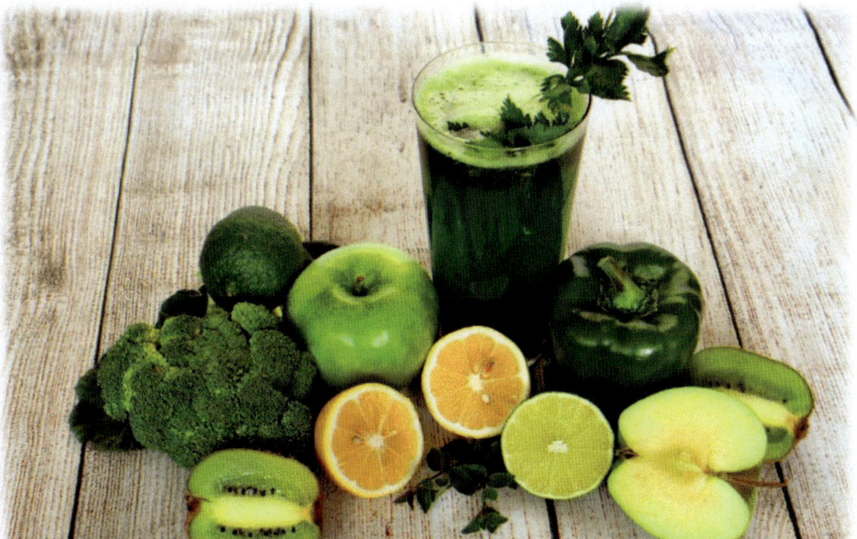

Suppentage

Möhre - Ingwer & Tofu

Für 2 Personen / 30 min. Zubereitungszeit

1 EL Kokosöl

1/2 Zwiebel, fein gehackt

2 kleine Knoblauchzehen, gehackt

4 mittelgrosse Möhren, gewürfelt

1 EL frisch geriebener Ingwer

70 g Seidentofu

600 ml Gemüsebrühe oder Wasser

Salz, Pfeffer

Das Kokosöl erhitzen, Zwiebel und Knoblauch darin 3 Minuten dünsten. Dann die Möhren zugeben und 5 Minuten mitdünsten. Den Ingwer zugeben und mitdünsten. Tofu und Brühe zufügen, alles aufkochen und 5 Minuten köcheln lassen, bis die Möhren weich sind. Die Suppe zum Schluss cremig pürieren und mit Salz und Pfeffer abschmecken.

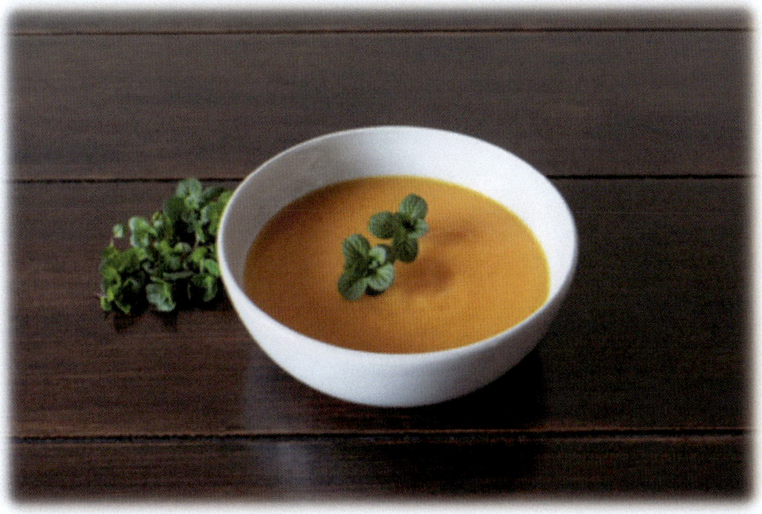

Tomate und rote Paprika Suppe

Für 2 Personen - Zubereitung 35 Minuten

1 EL Olivenöl

1 rote Zwiebel, grob gehack

1 Knoblauchzehe, gehackt

250g Kirschtomaten, entkernt

1 TL geräuchertes Paprikapulver

1 Handvoll Petersilie, gehackt

500 ml Hühnerbrühe oder Wasser

Salz, Pfeffer

Das Olivenöl erhitzen, Zwiebel und Knoblauch darin 3 Minuten anschwitzen. Die Paprika zugeben und kurz mitdünsten, dabei gelegentlich umrühren. Tomaten, Paprikapulver und Petersilie einrühren.

Die Brühe zugiessen, alles aufkochen und 5 Minuten köcheln lassen. Die Suppe zuletzt cremig pürieren und mit Salz und Pfeffer abschmecken.

Wenn du noch mehr Rezepte zur Lösung deiner Verstopfung haben möchtest, klick einfach oben auf den Button "Zur Gruppe" und erfahre sofort mehr.

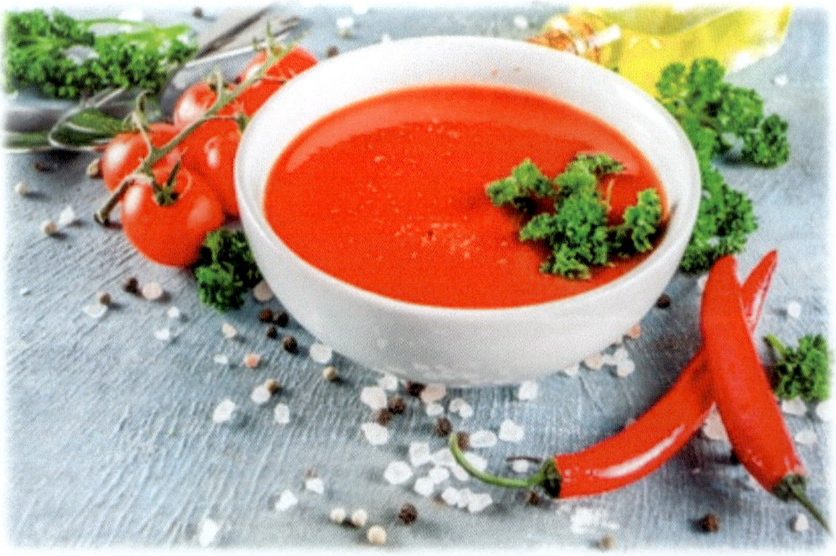

Würzige Wurzel - Suppe

Für 2 Personen - Zubereitung 55 Minuten

1 EL Olivenöl

1 kleine Zwiebel, gehackt

1 Knoblauchzehe, gehackt

3 rote Beten, gewürfelt

2 Möhren, gewürfelt

1 EL frisch geriebener Ingwer

1 TL abgeriebene Bio Orangenschale

500 ml Gemüsebrühe oder Wasser

mit Salz und Pfeffer würzen

Das Olivenöl bei schwacher Hitze erwärmen und die Zwiebel darin 4 Minuten goldgelb dünsten. Knoblauch, Rote Beten, Möhren und Ingwer und Orangenschale zugeben, 3 Minuten mitdünsten. Die Brühe zugiessen, alles aufkochen und 30 Minuten köcheln lassen, bis das Gemüse weich ist. Die Suppe zuletzt cremig pürieren, mit Salz und Pfeffer würzen.

--> fördert die Verdauung

--> stärkt das Gehirn

--> stärkt das Immunsystem

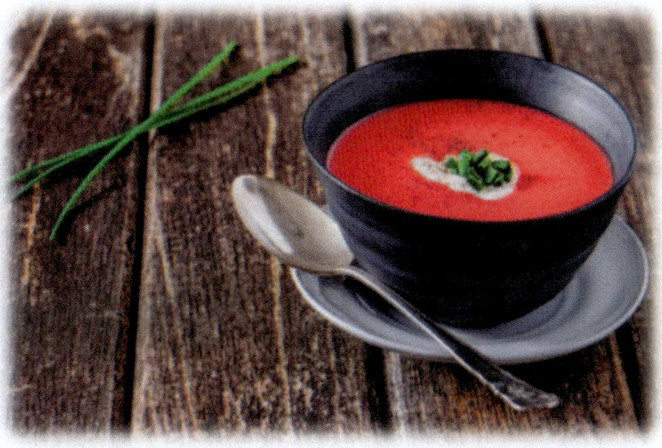

Tipp: Dazu passt eine Scheibe Urdinkel-Brot.

Erbsen & Römersalat - Suppe

1 EL Kokosöl

1/2 Zwiebel, fein gehackt

1 Knoblauchzehe, gehackt

1 grosser Kopf Römersalat, grob gehackt

250 g Erbsen (frisch oder TK)

1 EL Garam Masala (indische Gewürzmischung)

600 ml Gemüsebrühe oder Wasser

1 kl. Bund glatte Petersilie, gehackt

Salz und Pfeffer

Das Kokosöl erhitzen, Zwiebel und Knoblauch darin 3 Minuten dünsten. Den Salat zugeben und 1 Minute mitdünsten. Erbsen und Garam Masala zufügen und sorgfältig unterrühren. Die Brühe zugiessen und alles aufkochen. Dann den Herd ausschalten. Die Petersilie einrühren und die Suppe cremig pürieren. Mit Salz und Pfeffer abschmecken.

Diese kräftige grüne Suppe steckt voller Ballaststoffe. Dazu enthält sie noch gesunde Omega 3-Fettsäuren.

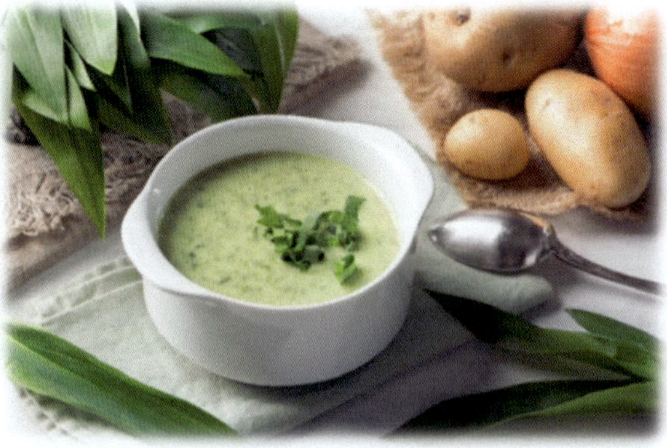

Kichererbsen & Rosmarin -Suppe

1 EL Olivenöl

3 Frühlingszwiebeln, fein gehackt

1 Knoblauchzehe, gehackt.

1 Zweig Rosmarin, Nadeln fein hacken

400 g Kichererbsen (aus der Dose), abgespült und abgetropft

6 Tomaten, in grosse Stücke geschnitten

600 ml Gemüsebrühe oder Wasser

Salz und Pfeffer

Das Olivenöl erhitzen, Frühlingszwiebeln und Knoblauch darin 3 Minuten dünsten. Den Rosmarin zugeben und 1 Minute mitdünsten.

Dann Kichererbsen und Tomaten einrühren. Die Brühe zugiessen, alles aufkochen und 20 Minuten köcheln lassen. Die Suppe mit Salz und Pfeffer abschmecken.

--> blutbildend
--> entgiftend
--> fördert die Verdauung

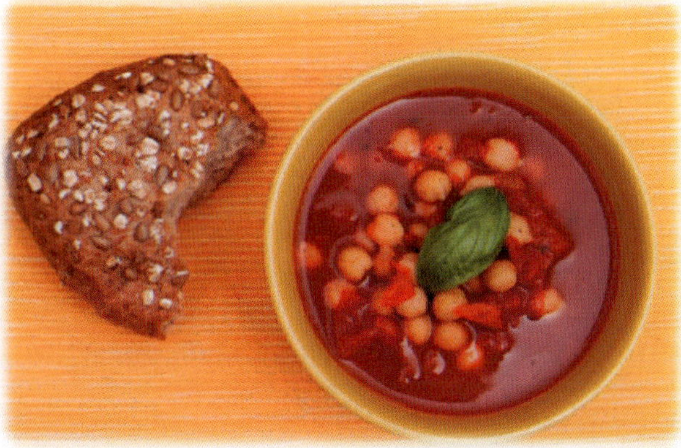

Pasta und Pizza

Pizza Diana

Zutaten für 2 Pizzen

Für den Teig:

450 g Dinkelmehl plus etwas zum Bestäuben für die Arbeitsfläche

1 Würfel Hefe (42 g)

1 TL Apfelsüsse

30 ml Olivenöl

2 TL Meersalz

Für die Sauce

4 Knoblauchzehen

440 g Tomaten

1 Handvoll Basilikumblättchen

3 EL Olivenöl

1 TL getrockneter Oregano

100 g Tomatenmark

2 EL Reissirup

Meersalz

Für den Belag

2 Zucchini

4 EL Olivenöl

Meersalz

1 EL gehackter frischer Rosmarin

Zubereitung ca. 45 Minuten plus 10.5 Stunden Gehzeit und ca. 12 Minuten Backzeit

Für den Teig: Alle Zutaten in einer Schüssel mit dem Handrührgerät vermischen und mit Frischhaltefolie abdecken und 10 Stunden im Kühlschrank gehen lassen. Der Teig geht um mindestens die doppelte Grösse auf. Nach dem Gehen das restliche Mehl, 50 ml Wasser, Öl und Salz unterkneten.

Teig zu zwei Kugeln formen und auf einer mit Mehl bestäubten Arbeitsfläche erneut 30 Minuten gehen lassen.

Auf Backpapier legen, mit etwas Mehl bestäuben und mit den Händen zu kreisrunden Pizzaböden auseinanderziehen. Den Backofen auf 275°C Ober-/Unterhitze vorheizen.

Für ein ideales Ergebnis einen Pizzastein zum backen benutzen.

In der Zwischenzeit den Knoblauch für die Sauce schälen und fein hacken. Die Tomaten waschen, Strunk entfernen und Tomate in kleine Stücke schneiden.

Die Basilikumblättchen waschen, trocken tupfen und fein hacken.

2 EL Olivenöl in einem kleinen Topf erhitzen und den Knoblauch darin 1 Minute anbraten.

Tomaten, Oregano und Basilikum dazugeben, aufkochen und bei mittlerer Hitze unter häufigem Rühren 8 Minuten köcheln lassen. Tomatenmark und Reissirup dazugeben und mit Salz abschmecken.

Zucchini waschen und längs in dünne Scheiben schneiden. Mit etwas Olivenöl bepinseln und in einer Grillpfanne auf jeder Seite 2 Minuten grillen und salzen.

Die Pizza mit der Sauce bestreichen und Zucchini und Rosmarin darauf verteilen.

Dann im Backofen 10 – 12 Minuten auf der mittleren Schiene backen, bis die Pizza kross ist und leicht Farbe bekommen hat. Pizza mit dem Olivenöl beträufeln.

Alternativ kann auch scharfes Pizza Öl verwendet werden.

Pizza mit Sommergemüse mit Glutenfreier blumenkohl-crust

Zutaten für 2 Pizzen (ø 26 cm)

500 g Blumenkohlröschen

3 EL Leinsamen (geschrotet) + 80 ml Wasser

150 g Reismehl

100 g Kartoffelmehl

1 TL Salz

Für die Sauce

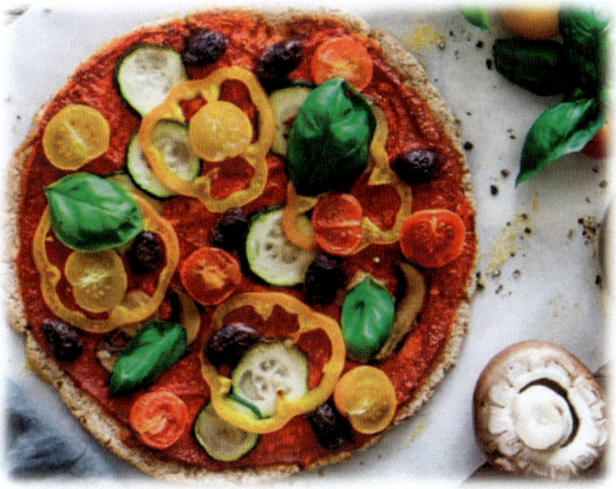

1 Knoblauchzehe

100 ml Tomaten-Passata

4 EL Tomatenmark

1 EL Agavendicksaft

1 EL Olivenöl

2 TL Oregano

1 TL Salz

Für den Belag

1 gelbe Paprika

3 Champignons

⅓ Zucchini

8 Cocktailtomaten

15-20 schwarze Kalamata-Oliven

etwas frischer Basilikum

1 EL Olivenöl

Zubereitung

Blumenkohlröschen fein raspeln (von Hand oder einer Küchenmaschine). Anschließend in einer Pfanne ohne Öl 10 Minuten bei mittlerer Hitze rösten, ab und zu umrühren. In eine Schüssel geben und abkühlen lassen.

Leinsamen und Wasser gut verquirlen und mindestens 5 Minuten quellen lassen.

Backofen auf 180° C Ober/Unterhitze vorheizen.

Zutaten zu einem homogenen Teig verkneten. Ist der Teig zu feucht, 1-2 EL Kartoffelmehl hinzugeben.

Teig halbieren, auf einem mit Backpapier ausgelegtem Backblech zu zwei Pizzaböden ausrollen. Anschließend 25 Minuten vorbacken.

Knoblauchzehe schälen und fein hacken oder pressen und mit den übrigen Zutaten für die Sauce sämig verrühren.

Paprika entkernen und zusammen mit den Champignons in Scheiben schneiden. Zucchini fein hobeln, Tomaten halbieren.

Die vorgebackenen Pizzaböden aus dem Ofen nehmen und diesen auf 240° C erhitzen.

Währenddessen die Pizzen mit Sauce bestreichen, mit Gemüse belegen und mit je ½ EL Olivenöl beträufeln.

- ➔ In 7 Minuten fertig backen.

Pizza Margerita Vegan und glutenfrei

Zutaten für 2 große Pizza

Für den Teig

500 g glutenfreie Mehlmischung

1 Päckchen Trockenhefe

10 g Salz

3 EL Olivenöl

475 ml lauwarmes Wasser

Für die Sauce

150 ml Passata

7 EL Tomatenmark

2 EL Oregano

2 Knoblauchzehen (gepresst)

1 EL Agavendicksaft

2 EL Olivenöl

2 TL Salz

Für den Belag

100 g Cashew Mozzarella

1 Zwiebel

einige Oliven

Alle Zutaten für den Teig in eine Schüssel geben und mit einem Handrührgerät 5 Minuten rühren. Den Teig anschließend etwa 30 Minuten zugedeckt an einem warmen Ort (z. B. auf der Fensterbank) gehen lassen.

Inzwischen alle Zutaten für die Sauce in eine Schüssel geben und gut vermengen und abschmecken. Zwiebel in Ringe schneiden.

Backofen auf 225°C vorheizen.

Teig halbieren und zu einer Kugel formen. Auf ein mit Backpapier ausgelegtes Backblech geben und mit dem Handballen flach drücken. Nach und nach mit den Fingern vorsichtig zu einem runden, dünnen Pizzaboden formen. Da sich glutenfreier Teig anders als glutenhaltiger verhält, kann man hier nicht mit einem Nudelholz arbeiten.

Teig vor dem Belegen 8 Minuten vorbacken.

Anschließend mit Tomatensauce bestreichen und den restlichen Zutaten belegen. Zum Schluss mit ein paar Tropfen Olivenöl beträufeln und 15 Minuten backen.

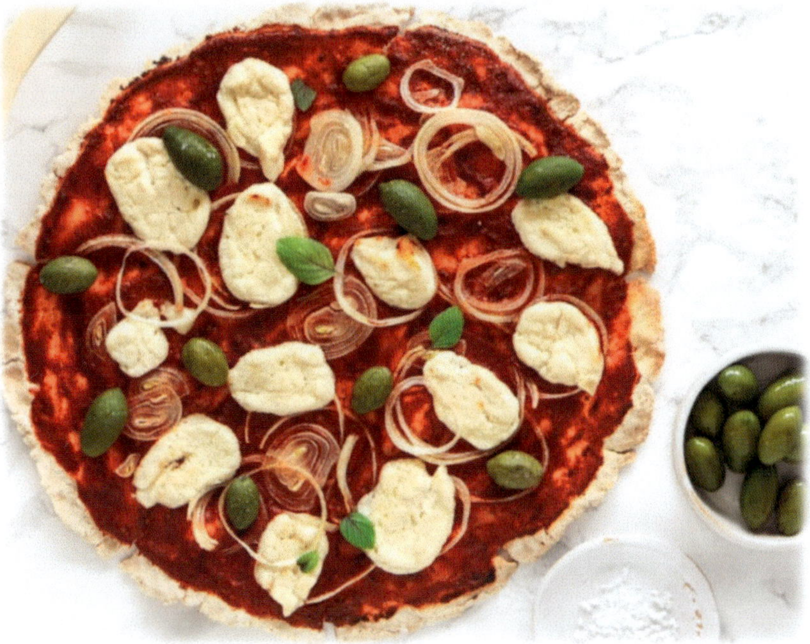

Tagliatelle mit Wirsing & Humussauce

Für das Gemüse

300 g Wirsing

1 Zwiebel

2 EL Olivenöl

1 TL Chiliflocken

Für die Sauce

400 g Kichererbsen gekocht

240 ml Aqua Faba (das Kochwasser der Kichererbsen)

2 EL Tahin

2 Zehen Knoblauch

1 Zitrone Saft ausgepresst

1 TL Meersalz

1 TL Zitronenzesten

1/2 TL Fenchelsamen

Ausserdem

500 g Tagliatelle

- Wirsing in feine Streifen schneiden, Zwiebel fein hacken.
- Öl in eine heiße Pfanne geben, Zwiebeln bei mittlerer Hitze 3 Minuten glasig dünsten.
- Wirsing und Chiliflocken hinzugeben und 8 Minuten schmoren. Ab und zu umrühren.
- Tagliatelle nach Packungsanweisung etwa 6 Minuten kochen.
- Für die Sauce alle Zutaten in einen Mixer geben und fein pürieren.
- Sauce zum Gemüse geben und mit 100 ml Kochwasser der Tagliatelle aufgießen und aufkochen. Anschließend bei niedriger Hitze 5 Minuten köcheln lassen.
- Pasta abgießen und sofort tropfnass in die Pfanne geben und mit dem Gemüse und der Sauce vermengen

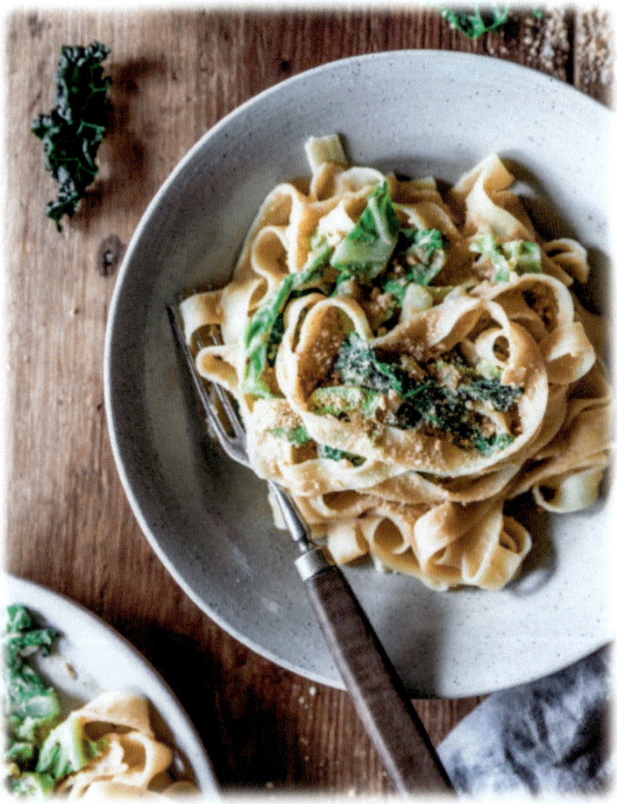

Rigattoni mit geröstetem Zitronenfenchel

Vorbereitung: 10 Minuten / rasch

2 Fenchelknollen

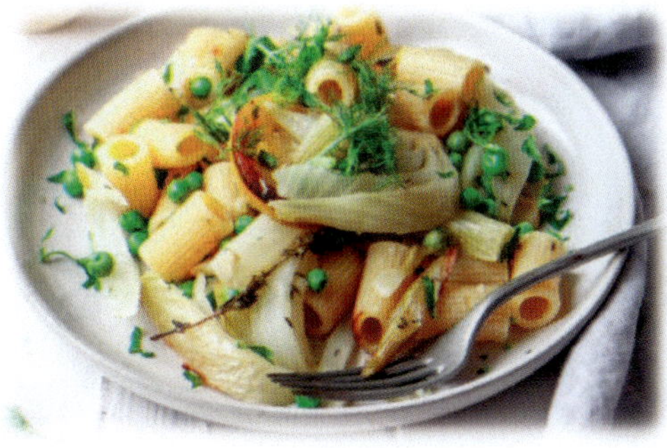

3 Zehen Knoblauch

4 EL Olivenöl

1 TL Salz

1/2 Zitrone

3 Zweige Thymian

400 g Rigatoni

150 g Erbsen z. B. tiefgekühlt

Backofen auf 200 °C Ober-/Unterhitze vorheizen.

Fenchel in 1 cm dünne Spalten schneiden.

Fenchelgrün grob hacken und für die Deko beiseitelegen.

Zitrone in Scheiben schneiden, Knoblauch fein hacken.

Fenchel, Knoblauch, Zitronenscheiben, Olivenöl, Salz und gezupften Thymian in eine Auflaufform geben, gut mischen und 20 Minuten im vorgeheizten Backofen rösten.

Nudeln in sprudelndem Salzwasser 14 Minuten al dente garen. Anschließend Wasser abgießen und die Pasta sofort mit den Erbsen und dem Ofengemüse vermengen.

Mit Fenchelgrün toppen und heiß servieren.

Der süsse Abschluss

Avocado Schokomus

Zutaten für 1 Person

½ Avocado

20 g Mandelsplitter

1 TL Backkakao

1/2 TL (Xylit) Birkenzucker

Alles in den Mixer geben oder in einem Schälchen mit der Gabel fein zerdrücken.

Tipp: Mandelsplitter in einer Pfanne unter Rühren bei mittlerer Hitze anrösten, bis sie anfangen zu duften.

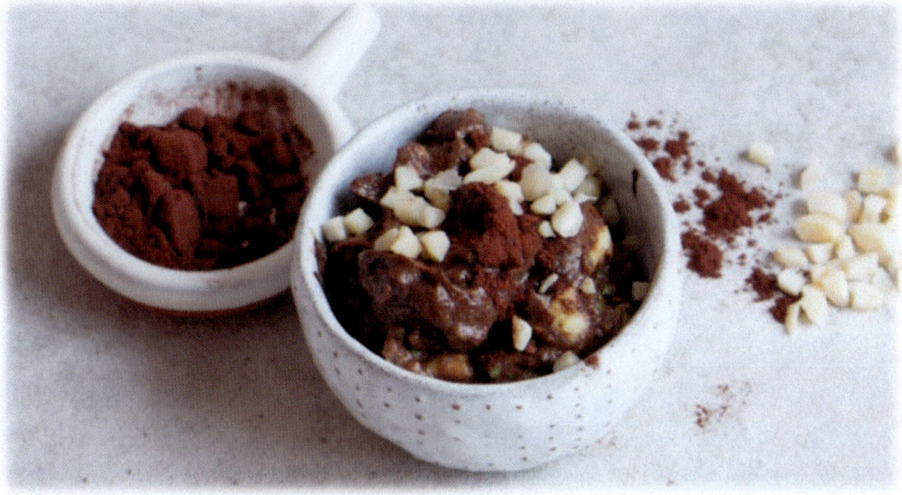

Beeren-tarte ohne backen

Zutaten für den Boden (für 8 Portionen):

10 Medjol-Datteln

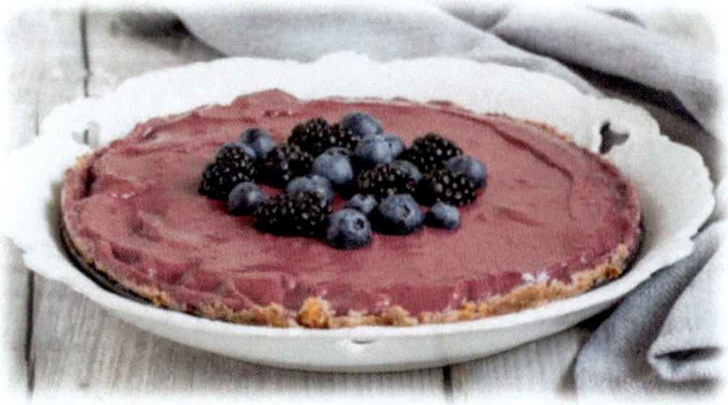

175 g Mandeln

50 g Haselnüsse

50 g Sonnenblumenkerne

3 EL Kokosfett

¼ TL Meersalz

Für dieses Rezept eignet sich am besten ein leistungsstarker Mixer. Es funktioniert auch mit einer normalen Küchenmaschine und Pürierstab, jedoch sollte man in diesem Fall die Nüsse und Kerne zunächst möglichst klein hacken und dann pürieren bzw. mahlen. Die eingeweichten, abgetropften Datteln sollten sehr klein geschnitten und mit den Händen eingeknetet werden, falls der Mixer nicht genug Kraft hat.

Datteln entsteinen, grob hacken und für etwa 30 Minuten in etwas Wasser einweichen.

Währenddessen Mandeln, Haselnüsse und Sonnenblumenkerne in einer Pfanne ohne Öl langsam anrösten, bis sich ein angenehmer Duft entwickelt. Abkühlen lassen. Die abgekühlte Nuss-Kern-Mischung im Mixer nicht zu fein zermahlen.

Die Dattelstücke in ein Sieb gießen und abtropfen lassen, dabei das Einweichwasser auffangen. Portionsweise mit dem Kokosöl und dem Salz in den Mixer geben und zu einem klebrigen Rührteig verarbeiten. Ist er zu trocken, etwas Einweichwasser zugeben. Den Teig in eine gefettete Springform (26 cm Durchmesser) füllen und glatt drücken, dabei einen 2 cm hohen Rand formen. In den Kühlschrank stellen.

Zutaten für den Belag:

300 g (frisch oder TK) Brombeeren

300 g (frisch oder TK) Heidelbeeren

4 Stiele Basilikum

2 EL Ahornsirup

1 TL Limettensaft

150 ml Kokosmilch

1 EL Kartoffelmehl

1 TL Agar-Agar

zum Garnieren: 175 g gemischte Beeren

Beeren waschen und verlesen (bzw. auftauen lassen). Basilikum waschen und trocken schütteln, die Blättchen abzupfen und ein paar schöne Blätter zum späteren Verzieren beiseitelegen. Den Rest zusammen mit den Beeren pürieren. Einen mittelgroßen Topf bereitstellen, ein feines Sieb darüberlegen und das Beerenpüree hindurch passieren, um die Kerne zu entfernen.

Kokosmilch, Ahornsirup und Limettensaft zum Beerenpüree geben, umrühren und abschmecken. Zum Binden Kartoffelmehl und Agar-Agar mit dem Schneebesen einrühren. Den Topf auf den Herd setzen und das Beerenpüree unter ständigem Rühren kurz aufkochen lassen. Die Beerenmischung in eine Schüssel umfüllen und abkühlen lassen, dabei hin und wieder umrühren.

Sobald die Mischung lauwarm ist, den Kuchenboden aus dem Kühlschrank holen und das Beerengelee darauf verteilen. Die Tarte danach nochmals mindestens 4 Stunden im Kühlschrank ruhen lassen.

Vor dem Servieren die restlichen Beeren abwaschen und trocken tupfen. Die Tarte mit Beeren und Basilikumblättchen garnieren.

Brownies ohne backen

15 (ca. 300 g) Medjol-Datteln

150 g ganze, ungeschälte Mandeln

180 g Walnüsse oder Haselnüsse

100 g Kakao

½ TL Meersalz

Für dieses Rezept eignet sich am besten ein leistungsstarker Mixer. Es funktioniert auch mit einer normalen Küchenmaschine und Pürierstab, jedoch sollte man in diesem Fall die Wal- oder Haselnüsse zunächst möglichst klein hacken und dann pürieren bzw. mahlen. Die eingeweichten, abgetropften Datteln sollten sehr klein geschnitten und mit den Händen eingeknetet werden, falls der Mixer nicht genug Kraft hat.

Datteln entsteinen, grob hacken und für etwa 30 Minuten in etwas Wasser einweichen. Währenddessen die Mandeln grob hacken und beiseitestellen.

Die Nüsse im Mixer auf höchster Stufe mahlen. Sie sollen die Konsistenz von Mehl haben. Kakao und Salz hinzufügen und nochmals umrühren.

Die Dattelstücke in ein Sieb gießen und abtropfen lassen, dabei das Einweichwasser auffangen. Die Dattelstücke portionsweise in den Mixer zur Nuss-Kakaomischung geben und alles zu einem gleichmäßigen Teig verarbeiten.

Die Teigmasse soll leicht zusammenkleben. Ist sie zu trocken oder nicht klebrig genug, noch etwas Einweichwasser dazugeben. Zuletzt die grob gehackten Mandeln unterkneten.

Den Teig in eine flache Schüssel geben und gleichmäßig plattdrücken. Mindestens 24 Stunden locker (nicht luftdicht) abgedeckt in den Kühlschrank stellen. Danach die Brownie-Platte in Stücke schneiden.

Die Brownies bleiben im Kühlschrank noch etwa 5 Tage haltbar.

Medjol-Datteln sind besonders saftig und aromatisch. Sie schmecken leicht karamellig und sind daher ein guter Ersatz für Zucker oder Honig. Die reichhaltigen Brownies schmecken mit den Datteln mehr schokoladig als süß und sättigen gut.

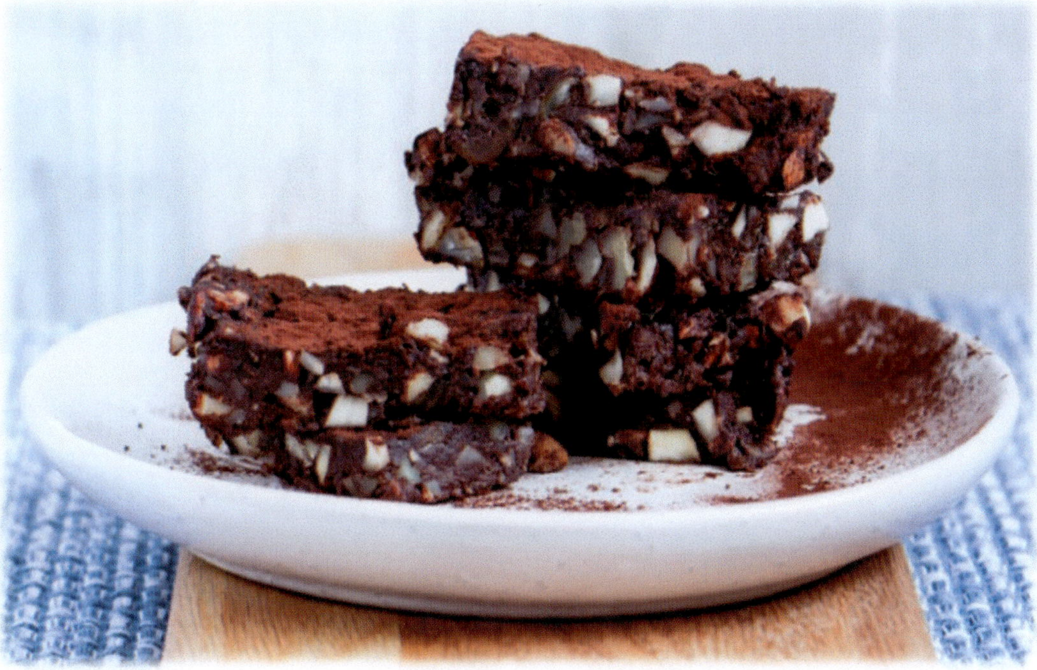

Vanilleeis mit Olivenöl und Salz

Zutaten für 2 Personen

200 g Cashewmus

190 g Eiswürfel

50 g Agavendicksaft

(alternativ Apfelsüsse)

½ TL gemahlene Vanille

1 Msp. Kurkuma

1 Prise Meersalz

100 g Erdbeeren

2 EL Olivenöl

Fleur de Sel

2 Rosmarinzweige

Zubereitung ca. 15 Minuten plus ca. 30 Minuten bzw. 3 Stunden Kühlzeit

Cashew Mus, Eiswürfel, 35 g Agavendicksaft, Vanille, Kurkuma und Salz in einen Mixer mit Stössel geben und cremig pürieren.

30 Minuten im Tiefkühlfach gefrieren. Alternativ statt Eiswürfeln die gleiche Menge eiskaltes Wasser verwenden, alles cremig pürieren und dann ca. 3 Stunden im Tiefkühlschrank gefrieren.

Erdbeeren waschen, Strunk entfernen und die restlichen Früchte verteilen. Erdbeeren mit dem restlichen Agavendicksaft mischen und am Rand von 2 kleinen Glasschälchen platzieren. Das Eis mit dem Eisportionierer zu Kugeln formen und in die Mitte der Erdbeeren setzen. Abschliessend mit Olivenöl und Fleur du Sel toppen.

Mit Rosmarin dekorieren.

Orangensorbet

5 Bioorangen

(ca. 500 gr Fruchtfleisch

120 g Agavendicksaft

Zubereitung ca. 15 Minuten plus ca. 5-10 Minuten Kühlzeit

Orangen kurz mit heissem Wasser abspülen und trockenreiben. Die Schale einer Orange abreiben (mit einer kleinen Raffel)

Von 2 Orangen einen Deckel abschneiden, das Fruchtfleisch mit einem Löffel herauslösen und bis zum Schalenrand abschaben. Die beiden ausgehölten Orangen im Gefrierfach gefrieren lassen.

Restliche Orangen schälen. Das Fruchtfleisch aller 3 Orangen (auch das der Orangen mit abgeriebener Schale) in dünne Scheiben schneiden und die Kerne entfernen.

Fruchtfleisch aller Orangen auf einem mit Backpapier ausgelegten Teller im Gefrierer gefrieren lassen. Dann das gefrorene Fruchtfleisch mit der abgeriebenen Orangenschale und dem Agavendicksaft im Mixer oder dem Pürierstab pürieren und die gefrorenen Orangenschalen damit füllen.

Tipp: Kaufe dir hierzu einen Bamix. Er ist leistungsstark und mixt super.

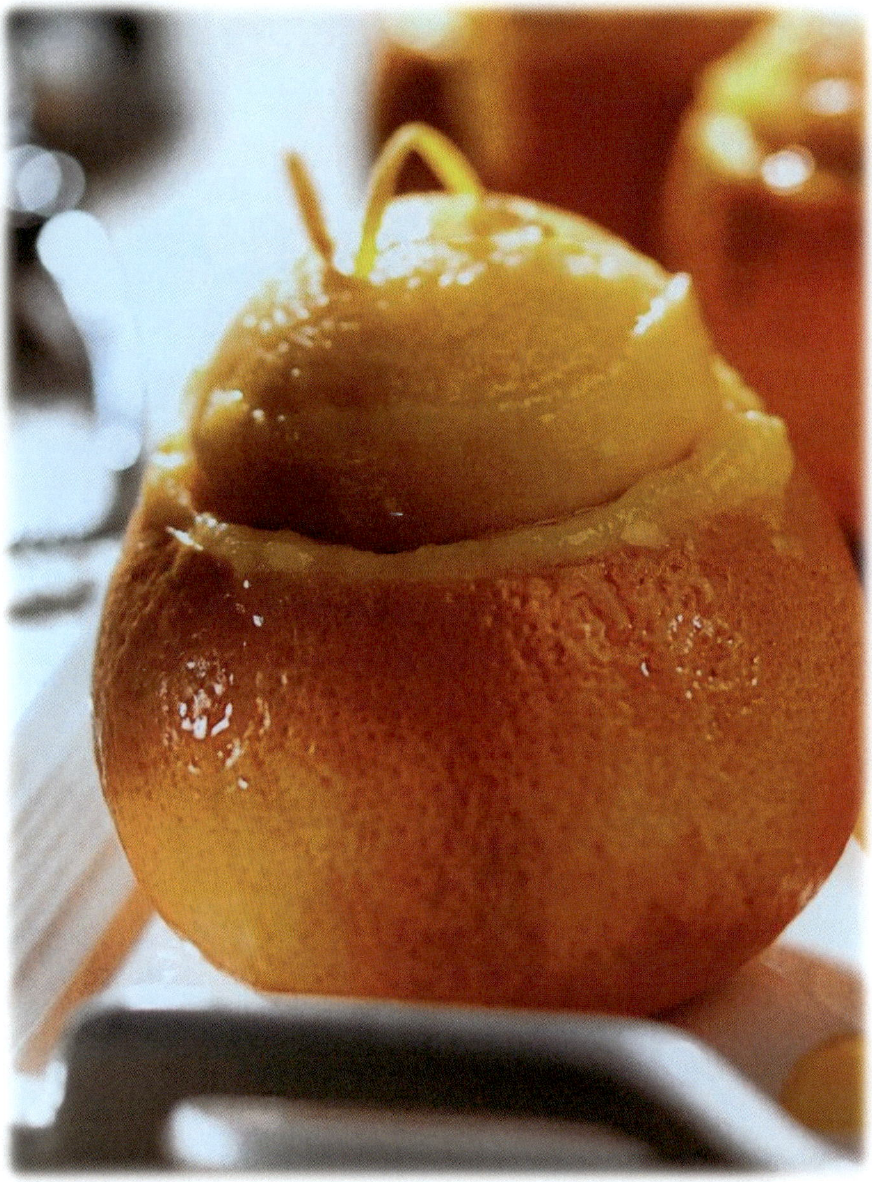

Himbeereis am Stängel

Für sechs leckere Eisstängel brauchst du:

1 Banane, reif

80 g Himbeeren

140 ml Haselnussmilch

100 ml Kokoscreme

2 EL Ahornsirup

Topping:

30 g Edelbitterschokolade

2 TL Kokosraspel

2 TL getrocknete Himbeeren in Zartbitterschokolade, grob gehackt

2 TL Mandelsplitter

Utensilien:

6 Behälter für Stängeleis (im Reformhaus, Bioladen oder Supermarkt erhältlich)

Los gehts:

Für das Eis alle Zutaten in einen Mixer geben und fein pürieren. Die Masse in die Eis-Behälter verteilen und ins Gefrierfach legen. Danach vier Stunden nichts tun, entspannen, erholen.

Nach rund vier Stunden die Stängel herausnehmen und kurz unter das heisse Wasser halten. So lässt sich das Eis einfacher herausnehmen. Die Schokolade im Wasserbad schmelzen und die Spitze des Eis in die Sauce stecken. Das Ganze mit Kokosraspeln, getrockneten Himbeeren und Mandelsplitter überziehen und fertig.

Ice, ice, Baby!

Übrigens: Das Eis am Stängel ist im Tiefkühler ca. drei Monate haltbar.

Ruth Egger
In der Breiti 1, 8185 Winkel, Schweiz
Webseite: derzeit keine
E-Mail: ruthegger4@gmail.com
Tel: +41 76 437 02 01

Auflage 2.0
Autorin: Ruth Egger
Bildrechte & Lizenzen
Bilder wurden mit entsprechenden Lizenzen über: **https://fotolia.com** und **https://pixabay.com/de/** erworben oder kostenlos runtergeladen. Weiter Rezeptfotos wurden alle selbst fotografiert und sind Eigentum der Autorin.
Cover Bild: **https://www.fiverr.com/pro_ebookcovers/design-an-eye-catching-ebook-or-kindle-cover-with-bonus**

Printed in Poland
by Amazon Fulfillment
Poland Sp. z o.o., Wrocław

84738384R00072